黄金昶中医肿瘤辨治十讲

◎黄金昶 著

中国中医药出版社
·北京·

图书在版编目（CIP）数据

黄金昶中医肿瘤辨治十讲／黄金昶著. —北京：中国中医药出版社，2012.9（2024.6重印）

ISBN 978－7－5132－1054－6

Ⅰ. ①黄…　Ⅱ. ①黄…　Ⅲ. ①肿瘤—辨证论治　Ⅳ. ①R273

中国版本图书馆CIP数据核字（2012）第151378号

中国中医药出版社出版
北京经济技术开发区科创十三街31号院二区8号楼
邮政编码　100176
传真　010-64405721
万卷书坊印刷（天津）有限公司印刷
各地新华书店经销

*

开本880×1230　1/32　印张7.125　字数162千字
2012年9月第1版　2024年6月第9次印刷
书　号　ISBN 978－7－5132－1054－6

*

定价38.00元
网址　www. cptcm. com

如有印装质量问题请与本社出版部调换（010-64405510）

服务热线　010-64405510
购书热线　010-89535836
微商城网址　https://kdt.im/LIdUGr
官方微博　http://e. weibo. com/cptcm

开启中医治疗肿瘤之门

九五叟朱良春题

国医大师朱良春为本书题词

作者简介

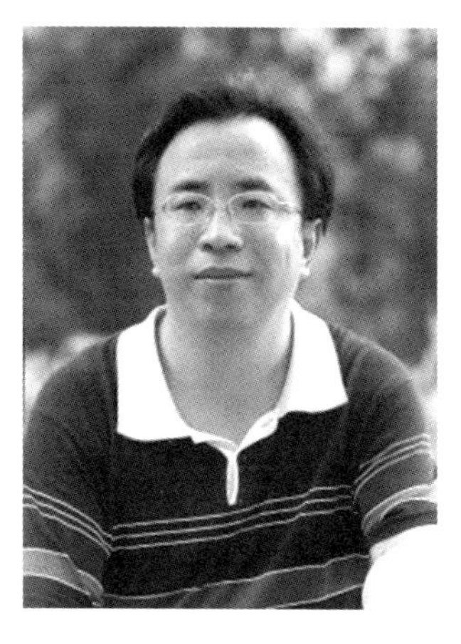

黄金昶，男，汉族，1966年生于河北省泊头市，民盟盟员。中日友好医院主任医师、教授、博士生导师。

1998年获北京中医药大学中西医结合肿瘤内科学博士学位，2005年晋升为主任医师，2006年被聘为北京中医药大学教授、博士生导师。1995年8月至今在中日友好医院工作。目前担任中华中医药学会肿瘤专业委员会常委、外治专业委员会委员；中国医药技术国际发展委员会肿瘤专业委员会委员；世界中医药联合会新型给药协作组常委；国家发展和改革委员会药品价格评审专家；中国科协决策层专家；国家自然科学基金评审专家。《中国临床医生》《中国临床康复》《中华中西医杂志》及《中国当代医药》等杂志常务编委、编委等职。

从事肿瘤医、教、研工作20余年，积累了数万例肿瘤病例，总结提出许多新观点、新思路，临床疗效显著。其学术特点体现在以下几方面：

1. 提出较为合理完善的中医肿瘤辨治体系：中医学内科、外科、儿科、妇科、皮科、骨科等各有自己的辨证体系，惟独中医肿瘤学没有自己的辨证体系。黄金昶教授根据临床提出了“肿瘤辨证要以阴证、阳证辨证为主”、“非脏腑肿瘤的辨证体会”、“应重视肿瘤的发生发展及治疗与运气学的关系”、“肿瘤常用治法个人见解”、“中医药抑瘤应重视温阳、活血、以毒攻毒、通利大小便等治法”、“补肾健脾治疗肉瘤”及“用中医阴阳理论看肿瘤部位与肿瘤病理关系”等具有开拓性新观点，形成了较为系统的肿瘤辨证体系。

2. 指出有关指南中某些治疗方案的不足、错误之处及可能的方向。此观点引起学术界共识。其在2009年12月9日黄金昶新浪博客上发表了“肺癌个体化治疗深度解读”，大胆提出“紫杉醇、诺维本治疗鳞癌，吉西他滨应该治疗腺癌”与当时NCCN指南相悖的观点，2012年的NCCN指南修订的结果与其观点不谋而合。

3. 临床极力强调与实施中医药消瘤抑瘤，提出中医药消瘤应重视“温阳”、“活血”、“以毒攻毒”、“通利大小便”的观点，得到学术界共鸣。治疗现代医学没有良效的肿瘤，如肝癌、胰腺癌、脑瘤、食管癌、骨及软组织肉瘤、腹膜癌、肺癌、膀胱癌等，临床疗效显著。黄金昶教授应用中医药治疗过的骨及软组织肉瘤患者很多，影响很大，患者遍及世界五大洲。其2002年在《中国医刊》提出瘤体液化是肿瘤取得疗效的表现，与2004年NCCN指南提出的肉瘤CT值降低是取得疗效的观点如出一辙，前者比后者早了2年多。

4. 发皇古义，推演新知。临床根据“诸病水液，澄澈清冷，皆属于寒”，从寒论治恶性积液（胸腹水、心包积液、脑积液）；大陷胸汤治疗不全肠梗阻；乌梅丸治疗胰腺癌；从运气学结合食管癌临床解释“三阳结谓之膈”；烧干蟾治疗肿瘤出血、合欢皮治疗肺癌空洞出血、艾灸升白细胞、肝俞脾俞刺血升高血小板、马钱子甘遂祛湿通络治疗经络肿瘤与淋巴瘤等等，不一而足，丰富了中医肿瘤学治疗内涵。

5. 辨证准、用药猛、取效捷。黄金昶教授临床采用阴阳辨证结合脏腑辨证、三焦辨证、经络辨证、运气学辨证后，患者的病情辨证暴露无遗。明确了辨证，用药迅猛，蟾皮、斑蝥、甘遂、大戟、芫花、马钱子等医生惧用的药物被他信手拈来，临床常见休克患者在1~2小时内病情稳定、昏迷转为清醒，痰涎壅盛、饮食不下、胸闷欲死的患者数小时到2天转危为安，挽救垂危生命于顷刻之间，传承中医治疗急症、重症的神奇。

其在中医肿瘤学取得的成就，在国内享有盛誉，多次被邀到国外讲学、学术交流、会诊。其成就被《健康报》《生命时报》《参考消息》《人民日报》《中国中医药报》《医师报》《家庭医生报》《北京晚报》等报道，在CCTV-4“中华医药”、BTV、宁夏卫视、雅虎、健康第一线等媒体宣传治疗肿瘤经验，深受好评。

黄金昶教授还非常重视科研工作，重点研究肺癌放疗增效、肝癌胰腺癌的中医药治疗问题，在“肺癌放疗增效”方面先后承担了5项国家自然科学基金课题，从基因的表达、基因的甲基化、基因表达谱、蛋白表达谱到基因的敲出鉴定等一直站在肺癌放疗增敏研究的最前沿，取得令人瞩目的成绩，获多项中华中医药学会及北京市科技进步奖。

黄金昶教授重视教学工作，到目前为止共培养硕士、博士生近20人，其中一人被评为副教授。重视传播肿瘤知识，主编、副主编著作11部，发表学术论文60余篇，SCI收录文章3篇；建立黄金昶新浪博客、黄金昶好大夫网站，在线近4年访问量接近200万，很好地建立了医患交流平台。

黄金昶博客：http://blog.sina.com.cn/huangjinchang666666

黄金昶好大夫网站：huangjinchang.haodf.com

前　言

对肿瘤病记载最早见于殷商甲骨文，但只有近二十年来发病率猛增，肿瘤学才成为新兴热门学科，尚有许多未知需要认真探究的内容。中医肿瘤学更是如此，中医肿瘤学书籍虽多，但鱼目混珠，有真知灼见者少见，而阐述中医药抑瘤消瘤的著作更是寥寥无几。现少数中医肿瘤界同行仍如仲景所言：或“竞逐荣势，企踵权豪，孜孜汲汲，惟名利是务……华其外而悴其内”，或“不念思求经旨，以演其所知，各承家技，终始顺旧”。新兴的中医肿瘤学界未对肿瘤这一类疾病的辨治进行深入全面的思考，中医肿瘤学尚未形成完整的系统的理论体系。

无论何病，都应有系统的辨治体系，作为目前最为棘手的疾病——肿瘤更应如此。面对浩瀚的中医古籍，遍寻肿瘤治疗思路、用药谈何容易！近代名医张锡纯指出：“夫事贵事古者，非以古人之规矩、准绳限我也，惟籍以液沦我性灵，益我神智。殆至性灵神智，洋溢活泼，又贵举古人之规矩、准绳而扩充之、变化之、引申触长之……凡天下事皆宜然，而医学何独不然哉！”我存此意念，勤求《内经》《伤寒杂病论》，旁及《易经》《神农本草经》，结合临床多有发挥，提出了“肿瘤辨证要以阴证、阳证辨证为主”“非脏腑肿瘤的辨证体会”“应重视肿瘤的发生发展及治疗与运气学的关系”“肿瘤常用治法个人见解”“中医药抑瘤应重视温阳、活血、以毒攻毒、通利大小便等治法”“补肾健脾治疗肉瘤”“用中医阴阳理论看肿瘤部位与肿瘤病理关系”等具有开拓性的新观点，形成了较为系统的肿瘤辨治体系。尤以“肿瘤辨证要以阴证、阳证辨证为主”“非脏腑肿瘤的辨证体会”的内容将肿瘤的辨治由繁返简，是肿瘤辨证论治的核心内容。

肿瘤古称“肿疡”，日本至今还沿袭这一名称，被列为中医的外科疾病，外治非常重要，我将脐疗、艾灸、刺血拔罐等引入肿瘤及其并发症、放化疗副反应的治疗，形成肿瘤完善的外治体系，弥补了中药口服的不足。

中药与西药的区别之一是西药能做到极致，中药应用具有巧妙智慧，西医靠“蛮”取效，中医靠“巧”取效。中医应汲取西药之巨力灭瘤，西医应汲取中医之智慧选药。通过大量临床观察，首次提出“将肿瘤治疗药物进行寒热分类将提高其疗效”等具有中医辨证思维观点，对临床选用中西药有很好的指导意义。

此外该书对肿瘤脉学、方药亦有较为详尽的独到的个人阐述，供大家参考！

病家盼医如同溺水求援，机会稍纵即逝。医生仁心，济世活人为第一要义，此书虽为临床数十年所得，不敢自秘，公布于世，权当抛砖引玉，不足之处祈望同道不吝赐教。

黄金昶

2012年6月于寓所

内容提要

作者一直致力于中医药抑瘤消瘤研究，研读经典结合临证，形成了较完善的中医肿瘤辨治体系，临床取得显著疗效。其“肿瘤阴证、阳证辨证”“肿瘤的三焦辨证”“肿瘤的经络辨证”“肿瘤的运气学辨证”将肿瘤的辨治由繁返简，是肿瘤辨证论治的核心内容。作者将脐疗、艾灸、刺血拔罐等外治法引入肿瘤的治疗，形成完善的肿瘤外治体系。作者还对化疗药、靶向治疗药物进行寒热燥湿分类，结合肿瘤部位的阴阳属性，辨证用药提高了药物疗效，避免了部分肿瘤治疗方案选择的盲目性。此外，该书还对肿瘤脉学、方药亦有较为详尽的独到的阐述。此书对肿瘤的辨治开拓了新思路、创造了新方法，对同类研究具有很大的借鉴指导价值。

本书主要读者对象为中医工作者、中医院校学生、中医爱好者、肿瘤患者及其家属。

张序

《易经》云："形而上为之道，形而下为之器。"作为一位肿瘤科工作者，尤其是一位有理想、有抱负的肿瘤科医生，不仅治病要有"术"，而且更要有"道"。"术"易得，而"道"难通，故现在许多医生掌握的是"术"，是肿瘤治疗的某一部分点滴经验，对肿瘤诊治没有产生宏观缜密的认识，就是没有悟出"道"。

20世纪"西学东渐"，还原论盛行，学科越分越细，人们只重局部不见整体，临床医生重西医略中医，此观念对中医的整体观念形成严重冲击，中医药大学学生开始怀疑中医的科学性，尤其是20世纪80年代后教材也不重视研读经典原文，部分节选文章断章取义，甚至把占《素问》1/3篇幅的被称为"中医理论之根源——运气学"忽略了，人们对中医的认识否定得多，肯定的少，实在是中医学界的悲哀。21世纪，系统论始盛，东学西渐，科学家开始重视人体是一复杂联系的整体，中医学渐兴。然此时中医学已非古时纯正中医学。

自《内经》之后少有医之道、多为医之术，少有"经"、偶有

“论”。研读中医必寻根，悟道必从根，根为《内经》、根为《易经》，纵观历代医学大家多悟道于《内经》与《易经》，但目前中医界研读《内经》、《易经》甚少，更别提能悟道了。学生黄金昶教授先循《伤寒杂病论》、后习《内经》，《内经》常备案头，临床读经，多有心得，如根据肠蕈、癥瘕的病因提出中医抑瘤消瘤应重视“温阳”、“破血”、“以毒攻毒”、“通利大小便”几大治法，此治法已被中医肿瘤界广泛认同。提出了肿瘤的阴阳辨证、三焦辨证、经络辨证等观点，弥补了目前大多数肿瘤医生脏腑辨证的不足。根据“诸病水液，澄澈清冷，皆属于寒”理论，结合恶性积液多为淡黄色透明的特点，主张治疗恶性积液用温热药物和方法，寒热辨证，摒弃了治疗水液疾患从肺、脾、肝、肾调治的繁琐辨证，简单实用。研读运气学七篇大论，临床观察了百例肺癌患者，对肺癌运气学进行了初步探讨，而且发展了运气禀赋学，拓展了生辰与性格的关系，可为人生职业规划提供参考。对“三阳结谓之膈”结合临床给予了比较合理的解释，从火燥水角度诊治食管癌。研读《易经》少阴图形，阐述导赤散用生地黄原因。如此不一而足。

黄金昶教授法于古而不泥于古，勤于学敏于思，在肿瘤治疗中提出了许多新观念、新方法，如将《伤寒杂病论》“六经欲解时”应用在肿瘤患者去世时间的推断，对乌梅丸治疗胰腺癌、脐疗治疗肿瘤及其并发症、刺血拔罐治疗肿瘤及不全肠梗阻、艾灸升白细胞、合欢皮治疗肺癌空洞出血等提出了自己独到见解，临床疗效显著。尤其是艾灸、刺络拔罐在肿瘤科广泛应用，填补了中医肿瘤界仅用中药、偶用针刺对部分肿瘤起效慢或无效的缺憾，明显提高了中医肿瘤治疗疗效，较大地丰富了中医肿瘤学内涵。

作为研究肿瘤二十余年的中西医结合肿瘤专业临床博士，黄金昶教授积极推进肿瘤的中西医结合治疗，他反对目前同时应用中药和西药就是中西医结合的普遍观点，认为中西医结合应该是从理论上融合，在临床实践中有效地结合才叫中西医结合，真正的中西医结合应该是既能提高肿瘤的诊疗水平，又能提高中西医相关专业知识的认知水平。他遍览肿瘤最新进展，用中医辨证看待西医的新方案、新理论，提出自己新见解。他将肿瘤化疗药物、靶向治疗药物寒热燥湿分类，临床选择合适人群疗效会大大提高；对肺癌的个体化治疗，不仅从细胞、分子标志物检测个体化治疗，还提出了从肿瘤原发灶部位、肿瘤转移部位、肿瘤分期、肿瘤的既往治疗、患者的运气学等七方面个体化治疗大胆提出自己认识，对临床有一定指导意义。提出卫阳与白细胞相通，用艾灸足三里、气海、关元穴升高白细胞；血小板与肝、脾关系密切，对脾俞、肝俞皮下结节刺血拔罐可迅速提升血小板等；用寒热理论很好地分析帕米磷酸二钠治疗乳腺癌骨转移有效率高、而肺癌骨转移有效率次之的理由，以及伊立替康剂量从上向下剂量越来越大的缘由。这些都应该是中西医结合研究的好的案例。黄金昶教授在临床中不仅悟出"道"，而且也丰富了许多降服肿瘤之术，实为肿瘤界的喜事。

我常常给学生们讲"大医精诚"，要想成为一位有威望的医生，一个良医，首先业务要精，业务不精等同杀人；同时心要诚，心存敬畏虔诚，对患者要做到"五心加微笑"服务（五心是指爱心、耐心、诚心、同情心、信心），千万不能把患者当成陌路人，只有把患者当亲人的医生才有可能成为业务精尖的大医。黄金昶博士按我的要求做了，平时查房哪怕是患者的些许变化都会细心观察，绝不放过一个疑难病例，否则很难总结出如此多行之有效的方法和验方。

黄金昶教授不仅临床业务有较高水准，科研能力也较强，先后承担了国家自然科学基金课题5项。他对我的放射增敏验方——扶正增效方的研究达到本专业国内领先水平，分别从数个基因、基因甲基化、基因芯片、蛋白芯片、基因敲除技术等研究扶正增效方在放射增敏中的作用机制，尤其是中药放射增敏作用靶点，为放射增敏西药研发和中医放射增敏机制研究提供了重要参考文献。

长江后浪推前浪，真是一代新人在成长，弹指间黄医生已从一位博士生早早晋升为教授、主任医师、博士生导师。晋升为正高后仍很勤奋喜学，笔耕不辍，每年都有数篇很有分量的论文发表，给我印象最深的是他主编的《恶性肿瘤中西医治疗精要》。该书一经面世即很受欢迎，不足半年就在马来西亚、日本书店上架。2年前他说正将临床心得撰写新书，近日送来书的初稿，读到文中发皇古义、推演新知之处，每每喜上眉梢，认定此书是肿瘤研究中非常重要的一部书籍，欣然为之序言！

张代钊

2012年3月于寓所

目录 CONTENTS

◎临证思维篇

目录

CONTENTS

目录

CONTENTS

临证思维篇

第一讲　中医药消瘤杂谈

第二讲　肿瘤辨治新论

第三讲　肿瘤外治心语

第四讲　中西医互参悟道

第五讲　瘤体发展辨治分析及预后判断

第一讲　中医药消瘤杂谈

一、中医必须消瘤，而且能消瘤

为什么把中医消瘤放在第一讲来写？原因很简单，重要，太重要了！新中国成立后，中医治疗肿瘤学迅猛发展，上世纪 50 年代毛泽东主席提出“中国医药学是一个伟大的宝库，应当努力发掘，加以提高”，给予中医学以极高的评价，并指明了方向。中国中医研究院（现更名为中国中医科学院）广安门医院于 1963 年成立了全国第一个中医肿瘤科，1974 年成立肿瘤科病房，余桂清、张代钊、段凤舞等人开展了中医药治疗肿瘤的研究，开辟了中医药全面治疗肿瘤的新纪元。当时全国中医药界研究重点是寻找治疗肿瘤效果明确的中药，主要是“以毒攻毒”中药，最典型的例子就是西安有人用斑蝥治愈一例原发性肝癌患者，引起轰动，随即开发出系列中药斑蝥制剂以治疗肿瘤。但随着研究的深入，发现“以毒攻毒”中药治疗肿瘤有时效果并不理想（此时化疗药物效果也不理想），而辨证中药对减轻放化疗副反应、提高患者生活质量有较好的疗效，初步认识到辨证论治对肿瘤治疗的重要性，研究方法与重点开始由中药抑瘤向中药对减轻放化疗副反应、提高患者生活质量等方向转变。一起医疗纠纷加速了这种转变，导致中医药抑瘤研究搁浅并逐渐淡出人们视野。这场纠纷是一女性乳腺癌患者，拒绝手术放化疗，要求用中药治疗（有些像林黛玉的扮演者陈晓旭的态度），某著名中医肿瘤专家用鲜蟾皮（此法在当时很常用，很多时候外用治疗肝癌疼痛）贴在乳房上，谁知肿瘤没缩小反而破溃，难以收口，患者于是状告主治医生。如此还有谁胆敢用蟾皮这等剧毒药？为躲避医疗纠纷，许多医生转而研究容易出成绩、副作用小的而且当时急需的减轻放化疗副反应的药物，这在当时是十分必要的，也为中医药治疗肿瘤做出了极大贡献，并迅速得到西医同行认可，也被国外同行奉为圭臬。上世纪 80 年代前对放化疗引起的副反应进行中医辨证研究较多，提出了对放化疗副反应的诸多治法，最为突出的是张代钊教授提出的化疗副反应四大治法（即补养气血、健脾和胃、滋补肝肾、清热解毒）和放疗副反应的五大治法（即清热解毒、生津润燥、两补气血、健脾和胃、滋补肝肾），临床上十分实用，被许多国内外杂志、书籍载录。

随着减轻放化疗副反应的现代药物的迅猛发展，中医界开始研究如何减轻肿瘤患者痛苦、提高生活质量，如中药治疗恶性胸腹水、癌性疼痛、恶病质等，取得了一定成绩。当时的现代医学开始认识到现有的治疗手段很难完全消灭肿瘤，肿瘤是一类慢性病，因此也从上世纪 90 年代开始重视提高患者生活质量研究，把评价肿瘤疗效指标由过去的单纯瘤体消失，增加了病人的生活质量、疾病稳定时间、疾病进展时间等等内容，重视肿瘤合并症、并发症研究。也相继开发了许多药物，如肿瘤的三阶梯止痛药物、甲孕酮改善恶病质等。这一时期我科李佩文教授比他人更早地重点研究了外用药治疗胸腹水、疼痛等，应该说李佩文教授开辟了中药外治治疗肿瘤并发症新篇章。

肿瘤患者中 70%~80% 为中晚期肿瘤，这些肿瘤西医办法很少，在国外许多晚期肿瘤患者被医生告知没办法治疗，只好回家静等上帝召唤。在我国就不同了，绝大多数患者需要并且要求中医药治疗，可是有些并发症因为瘤体不缩小症状是很难消失的，生活质量也难以提高，因此要求中医必须消瘤。也就是说把消灭肿瘤的重担交给了中医。中医治疗晚期肿瘤是义不容辞的责任。

也许有人会说中医消瘤太空谈了吧，古人没解决，今人很少谈及，要研究用剧毒中药消瘤未免太危险了。事实上中医消瘤"以毒攻毒"方药只是一方面，有时辨证准确也能消瘤。你可能在临床看到应用化疗瘤体不缩小反而增大，可应用扶正中药瘤体稳定甚或缩小。其实这并不奇怪，瘤体与人体正气本是相互矛盾的两个方面，瘤体增大可能是瘤体恶性程度太高或者是身体太弱难以控制肿瘤引起的，要是身体太弱，应用"以毒攻毒"中药很难取效，反倒通过辨证应用扶正中药瘤体会逐渐缩小。我将在后面专门谈"中药抑瘤既要消灭肿瘤又要保护正气"，把肿瘤和正气形容为土壤中草和苗，用辨证的角度对待土壤中草和苗生长的观点来选择肿瘤正确治疗手段，很有哲理。

天津市卫生局 1976 年从使用中药瘤体消失的 500 多例癌症病人中，抽查了 163 例。经察访，存活 6 年以上者 80 例，10 年以上者 32 例，存活最长者达 29 年。这一事实表明，中药能抑制癌症。

当然了中药抑制癌症并不是每个中医都能做到的，不能做到也不能说中药不能消瘤，这就像不理解爱因斯坦的相对论并不能说相对论不科学一样。我的观点是中药能不能消瘤，主要看你的辨证水平高低和用药是否得当，你的中医水平到了一定程度，而且抓住某一疾病用药特点，抑制肿瘤是不难做到的。

中药抑制肿瘤效果不佳，一是辨证不准确；二是用药不精当；三是辨证用药皆不对。辨证是第一步，辨证不准难谈疗效。辨证不是简单的脏腑辨证，一个较高水平的辨证应融合了阴阳、寒热、虚实、脏腑、三焦、六经辨证，同时根据五运六气辨患者禀赋及就诊时年月的运气，如此才能比较全面地认识患者的证候、病机。辨证准确了，才能正确用药，只有正确的用药才有好的疗效。用药如用兵，敌情了解了（即中医辨证清楚了），采取何种战术、该派哪元大将、派多少兵也是要明确的。军事家重谈兵法，中医治病重谈治则治法。治则治法明确了，用什么药用多大量就比较容易了。所以有人谈中医看病讲三步曲，即辨证、治则治法、用药。治则古人有论述，即“坚者消之、结者散之、留者攻之、损者益之”，是不变的，而治法是根据每个患者具体情况制定的，是在变化着的，但总的治疗策略是不变的。如果医生给同一个患者每次开的药差别很大，那么这个医生的水平就很有限。名医孙秉严先生认为肿瘤是由寒凝、血瘀、癌毒引起的，是因瘤致虚，强调八纲辨证，治疗大法是“温阳散结”“通下”“以毒攻毒”，用得多是猛剂，主张消瘤。我的观点是，或因瘤致虚、或因虚致瘤，肿瘤患者病机虚实夹杂，临床强调阴阳、寒热、虚实、脏腑、三焦、六经辨证，治疗在辨证基础上重视“温阳”“活血”“以毒攻毒”“通利大小便”，药物虽缓但消瘤作用同样明显。治法明确了，之后就是选药了。有人认为选药没什么，只要符合肿瘤辨证用药就行了。如果这样用药的话疗效就要大打折扣了。中医选药很关键，就像派将作战、也像田忌赛马，需要计谋。如果对方是武艺高强、足智多谋之人，你却派了个鲁莽之将，必难取胜。这也是我为什么喜欢用金钱白花蛇、蟾皮、斑蝥、壁虎、核桃楸皮等药，而不喜欢用白花蛇舌草、半枝莲、半边莲的原因，是嫌其力小难胜重任。辨证、治法、用药没问题，可效果不明显，这就要查剂量是否得当了，有时剂量小也难以取效，这时不要以为疗效不明显就是辨证不对，可能是用药剂量太小，如若剂量太小，这时必须加大剂量。有些药物的取效剂量是临床多年摸索出来的，如黄芪补气 60 克效果显著、蟾皮消瘤 1 只（约 6~10 克）即能见到疗效，斑蝥 3~4 只、金钱白花蛇 1~2 条也能见到瘤体缩小，如用壁虎消瘤需用到 30 克，大约 23~25 只才能见到满意疗效。

肿瘤治疗中还有许多未知数，有医生水平的因素，有患者心态与经济因素，还有自然界的因素。人与自然是和谐的统一体，人类随着自然界的变化生生不息，所以必须重视自然界对人体的影响。五运六气可帮助分析人体禀赋和时年运气，协助辨证、治疗，还可帮助分析许多疑难问题或者许多怪问题。如 2007 年是丁亥年，厥阴风木不足，所以当年风少、风小；少阳相火司天，5 月 21 日 ~7 月 21 日是主气少阳相火所在，所以当年从 5 月份就很高热难耐，气候的炎热导致人们上火的多，咽喉干痛患者明显多于往年，心脑血管发病率明显增高。同时还发现有个怪现象，有两位肿瘤患者，原本中药治疗很稳定的肺部转移瘤不明原因地突然变大了，并不是所有转移灶都变大，只有位于少阳经近腋中线靠近胸膜的肿瘤增大，其他稳定不变。这种现象用中医常理难以解释，可用五运六气理论，从 2007 年主运、司天、主气就很好理解了，针对少阳相火司天、主气、客气，在 5 月份始加用疏解少阳相火之药，瘤体再次稳定、缩小。所以说肿瘤的辨证、治法、用药不是简单的普通辨证论治，需要有渊博的中医理论知识和丰富的临床辨治经验，才能取得中医消瘤效果。要想达到中医消瘤，最实用的捷径就是读中医经典，提高自己的业务水平。

肿瘤治疗取效最先表现为症状的改变。症状消失是取效的表现，症状加重有时也是取效的表现。这一点不被患者认同，也有许多医生不理解。肿瘤科的医生经常见到骨转移的患者应用帕米磷酸二纳后会疼痛加重，医生会给患者解释说这是流感样症状，是副反应，近30%的患者会出现，是正常的，过几天会明显减轻；而对应用中药后症状加重却难以理解了，不知所措了。事实上应用中药后症状加重，只要辨证准确，这种症状的加重是正邪相争的表现，继续用药症状会很快消失，病情也会明显缓解的。中医治疗疾病就怕用药后不痛不痒，丝毫无缓解迹象。我的观点是不论哪种疑难病，哪怕是肿瘤，用中药7天应该见效，如7天无效就应该找原因了。

二、提高中医药治疗肿瘤疗效应加强中医经典学习

看到这个题目，许多人首先会问，古代肿瘤患者很少，也没有留下效果很好的可以照搬照用的方药，学什么？其次我们现在所学的《中医基础理论》《方剂学》《中药学》《中医诊断学》及临床各科不都是从经典里总结出来的吗？有这些足够用了，何必非要抱着经典不放。再次要是中医经典重要，为什么中医管理部门非要把经典从必修课改为选修课呢？

我先不急于回答这些问题，先介绍几个病例。第一个病例，是北京一男性患者，62岁。2005年4月行左肾癌切除术，术后病理为透明细胞癌，予大剂量干扰素治疗，术后7月出现左后背第8、9脊椎旁皮下转移，大小约5cm×6cm，皮色正常，高出皮肤，边界清楚，疼痛拒按，经伽玛刀治疗后肿物未见缩小，于2006年5月找我诊治，主诉后背疼痛，睡觉不能平卧，局部皮肤暗红。

我开的处方为六味地黄丸加黄芪、菊花、鹿角胶、川乌、草乌。7剂后疼痛缓解，1个月后后背不痛，能平卧休息。察看肿物明显缩小，3个月后肿物消失。这个病例的问题是，原发灶没复

发，但转移到后背了。那么后背肿物中医临床怎么辨证呢？《黄帝内经·素问》的《金匮真言论篇第四》中谈到："夫言人之阴阳，则外为阳，内为阴；言人身之阴阳，则背为阳，腹为阴。"背部出现肿瘤应该为阳气不足。记得上大学时，《中医基础理论》老师介绍说："在周朝，阴阳学说很盛行，阴与阳是根据日光的向背和多少来定，凡是面向日光、阳光充足的地方为阳；背向日光、阳光荫蔽的地方为阴。农民在田中耕作，背向上接触阳光多就为阳，腹部接触阳光少就为阴。"听完课，我还和同学嘲笑中医不科学，调侃说，睡觉时腹向上腹也该为阳啊！现在回想起来很笑自己无知。后来学习《内经》时从经络角度认识到督脉走背部脊柱中线、太阳经位于督脉两侧，督脉为阳脉之首，太阳为三阳，故背为阳。背部出现肿瘤当为阳气不足，所以在方中加川乌、草乌、鹿角胶温补阳气。另该篇还提到"黄帝问曰：天有八风，经有五风，何谓？岐伯对曰：八风发邪，以为经风，触五藏，邪气发病。所谓得四时之胜者，春胜长夏，长夏胜冬，冬胜夏，夏胜秋，秋胜春，所谓四时之胜也。……西风生于秋，病在肺，俞在肩背。"从这里知道肩背为肺所主，所以在处方中加入黄芪补肺气。

一个病例可能为偶然，那我再介绍一个病例。一位河南省濮阳市莫姓女患者，2005 年 11 月经别人介绍来找我看病，为颈 7 椎胸 1~3 椎软组织肉瘤，已先后 5 次手术了，复发最短时间为半个月，就是说一个月做过两次手术。找我时刚手术 1 个月，无不适主诉，舌尖红，苔薄，脉弦细。

诊为肾虚髓亏、阳虚水停，用六味地黄丸、苓桂术甘汤加干姜、川乌、吴茱萸、黄芪、黄连、葛根、蜈蚣、壁虎等加减。谁知 2006 年 4 月胸部 CT 见胸椎 3~4 右侧有一直径约 2.5cm 大小的低密度阴影，手术医师考虑为水肿，继续观察，一直服中药。2006

年7月肿物略有增大，正值患者放假，手术切除以防后患。术后病理并非水肿，仍为软组织肉瘤复发，手术边缘未切净。之后患者母亲每次带患者就诊时总是不停哭泣，其父亲面带愁容，父母商量病孩肯定保不住了，决定尽快再生一个孩子，同时患者父母反复强调尽最大努力也要治，求医生把患者死马当活马医。

有了患者及家属的支持，我决定背水一战，在原处方基础上重用川乌30g，加用草乌30g、鹿角胶30g，同时在术口周围用了外用药，外用药物为麝香、川乌、草乌、山慈菇、壁虎。这些外用药大多数为温阳药，到完成该书稿时患者已手术后6年，各项检查未见异常。目前患者和其父母比以前宽心了，脸上平添了许多笑容。

这两个病例，都是根据《内经》的经义来治疗的，连普通老百姓都知道的“背为阳”这个概念，对临床治疗背部肿物竟有这样大的指导意义。

下面还要介绍病例，不知大家见没见过感觉皮下有虫爬的患者？我见过，是一位泰州女性胃癌晚期患者，行开腹探查术，皮革胃，患者进食水都吐出来，汗极多，在上海某大医院治疗，医生束手无策，每日给予营养支持治疗，请我会诊。

给予六君子汤、金匮肾气丸、旋覆代赭汤等药加减，同时用五倍子研末敷脐，用药后病情好转，汗少，进食两小时后有时呕吐，最长时3天才出现呕吐。由于当时患者不在北京，调药不便，3个月后出现嗜睡、无汗、口干，每日用加湿器不停地对患者嘴部吹。再次请我会诊，自述皮下如有虫爬，恶风，披厚被，谵语，烦躁，天亮之前安静入睡，脉微细，左寸浮大，电解质正常范围内，肝肾功能正常，脑未见转移灶。

此为虚阳外越之象，用白通加猪胆汁汤。两天后病情略有好转，但因家属上呼吸道感染，怕患者被传染上，给予患者服用感冒清热冲剂以预防，孰料服感冒药后半小时出现呕血，连续 3 次，约 500ml, 家属连忙打电话向我求救，我告诉家属继用白通加猪胆汁汤加烧干蟾 10g。可惜病情太晚，两天后患者去世。

这个病例古代有没有论述、有没有治疗意见？看一下《伤寒论》就清楚了。先看如虫行皮下症状，现代中医肯定认为是风证，可《伤寒论》第 196 条云："阳明病，法多汗，反无汗，其身如虫行皮中状者，此以久虚故也。"认为该症状为阳明病，而且皮下如有虫爬是久虚的原因，你看医圣的论述与该病例是多么的相符。现在你还能说肿瘤的症状在经典内找不到吗？

再往下看，《伤寒论》第 30 条："问曰，证象阳旦，按法治之而增剧，厥逆，咽中干，两胫拘急而谵语。师曰：言夜半手足当温，两脚当伸，后如师言。"患者为什么呕血？患者寸脉浮大，为虚阳外越，虽然症状恶风、皮肤痒像桂枝汤证，可予桂枝汤类方剂会加剧，促进亡阳。同时患者谵语在后半夜缓解，与经文中"言夜半手足当温，两脚当伸"，虽症状不同，其理相同。

再介绍一位晚期肺癌患者，女性，为肺癌脑转移、纵隔淋巴结转移、骨转移，住在广州某部队医院，延请我会诊时，患者已嗜睡，其子叫 20 余声才勉强轻微回应一声，看病时已是晚上 9 点，患者面色苍白浮肿，左上肢肿胀，脉微细，反复抽搐，皱眉，因患者不配合，没法看到舌苔。

随急予真武汤，并与其主管医生交流意见后加用脱水药物。第二天上午再看病人时面目上肢水肿渐消，神志见好转。10 天后电话告知患者神志清醒，无抽搐。但患者全身疼痛，其主管医生用芬太尼贴剂也不能缓解疼痛，向我寻求办法。时值 4 月份，广州很热，空调开放。

患者为少阴病复外感寒湿，嘱其家属不能用发汗药，开了7剂附子汤，两月后，患者的娘家嫂子患牙龈癌找我诊治，其间其子告知患者病情明显好转，精神很好，唯有右上肢能动，左上肢和双下肢不能自主运动，只能在床上静养。

假如你一见患者感受寒湿，就用散寒祛湿的药，不管患者阳虚，那么病人极有可能早就不在人世了，我的用药是根据哪条经文呢？《伤寒论》第305条，“少阴病，身疼痛，手足寒，骨节痛，脉沉者，附子汤主之。”

不知大家注意到了没有，不论哪种癌症患者，如果仅表现嗜睡，没有其他不适的，往往一般在早晨5点至上午12点去世而不在晚上，而发热的患者多在午后到子时期间去世，为何？我们可从阴阳转换交替中找出答案，肿瘤病嗜睡的患者属少阴病，到傍晚，阳气渐归于体内，除肺心工作外，其余脏器需要阳气减少，这时很少的阳气尽可能地维持着心肺功能，但到晨始，脏腑渐开始工作，争夺阳气，使心肺功能衰竭而死亡。这一点与少阴病欲解时（子丑寅）基本相符，《伤寒论》第291条：“少阴病欲解时，从子至寅上。”从子至寅就是子丑寅，一日之中，为晚上11点到次晨5点。所以我值班时见到这样的病人会告诉学生去安心睡觉，如晚上11点之前没事，到早晨5点之前也会没事。发热患者就不同了，发热患者需要阳气，脏腑争夺阳气，阳气不足，心肺功能难以维系，同时下午阳气渐衰，加速心肺衰竭，故发热患者多在午后至子时死亡。医圣张仲景补充的六经欲解时，补充了五运六气中没有时辰的不足，这在临床是十分实用的。通过五运六气结合六经欲解时，可以推算患者转归，此也是中医学重要组成部分，可惜所有教科书中没有一点相关记载，只能从《易经》《内经》《伤寒论》等经典著作中查寻学习。

我在临床上经常使用经方治疗肿瘤及其并发症，绝非以上介绍的少数几个病例。如单从我们教科书中介绍的点滴经验，你可能治不好以上介绍的肿瘤病，也可能你都不知道如何辨证这几个病例。这充分说明了经典的知识并不是不适合肿瘤的治疗，并且还能开拓你的治疗思路和提高治疗水平。

谈到开拓治疗思路，我想谈谈我对胰腺癌中医药治疗的看法。胰腺癌是癌中之王，近年来发病率逐年增加，现代医学目前主要用健择化疗，主要目的是改善生活质量，然而疗效并不理想。我查阅所有中医文献，未见比较理想的治法和方药，我曾反复请教中医药大学从事基础研究的老师，问胰腺归属于中医何脏器，大家众说纷纭，莫衷一是，甚是苦恼。然看号称专门治疗胰腺癌的所谓中医专家的方子，不过是补气药加抗癌药，这也未脱离中医健脾补气抗癌之法，何谈有效？根本无效。你言他言，纯属传讹，多么荒谬！我在没摸透胰腺癌的脏腑归属之前，不敢接手胰腺癌患者中药治疗，所以多次在门诊将患者推荐到别处治疗，生怕耽搁病人，于心不忍。

偶有一关系户，也为胰腺癌，不能推托。患者腹泻，每日3~5次，腹痛拒按，消瘦，食欲差，住院予健择化疗，谁知化疗后腹泻加重，每日近20次，为水样，甚急，往往便泻裤中，用尽了所有止泻药及消化酶，泻仍不止。

我用甘草泻心汤加泽泻、赤石脂、石榴皮等药治疗，泻仍不止；用葛根芩连汤加减还是无效；遂用乌梅丸加石榴皮等药，3剂后腹泻明显好转，腹痛减轻，食欲大增，应用一月余，体重增加，生活质量明显提高。

纵观胰腺癌治疗，从脏腑辨证角度会发现无脏可辨，仔细研究发现此为厥阴病，符合厥阴病的心痛、气上冲心、饥不欲食、下利等症。再观糖尿病（与胰腺有关的病）治疗给药时间在早上4时，而此时厥阴经主时，那么胰腺癌也当归在厥阴病。我个人认为从厥阴经治疗胰腺癌是一个很好的思路。假如我没记住厥阴病提纲，就不会想到把胰腺癌与厥阴病联系，也可能终生为破解胰腺癌的中医治法而苦苦思索。目前已用乌梅丸加减治疗了九十余例胰腺癌患者，效果满意。这是读经典受益的一个实例。

我想即使你工作几十年，临床上也很难看到一模一样的病，同样临床也很难照着教科书看病。我们学习经典不是照葫芦画瓢，而是要领会其诊治疾病的精神，学习圣人的辨证、立法和用药等，按照《素问·至真要大论》所言："谨守病机，各司其属，有者求之，无者求之，盛者责之，虚者责之，必先五胜，疏其血气，令其调达，而致和平。"如若你是缘木求鱼之人，一看经典无治疗肿瘤之法，就不认真研读，那你只能成为一位平庸的中医，一位毫无作为的中医。

讲完这些，大家应该清楚地认识到学经典的重要性了。那么中医学院教材都是从经典演变而来的，熟读教材是不是就足够了？告诉大家——远远不够！为什么不够？原因有两条。一是我们上学时选用的是部分经典章节，不是全貌。而且《难经》《易辞》连选读本都没有，很少有老师讲解，中医教材中没有全面概括经典的内容。第二是每位作者读经典体会不一样，学出来的内容"仁者见仁、智者见智"，就《易辞》一书，孔子、墨子、孟子三位圣人读后分别写出《论语》《大学》《中庸》，三人对《易辞》理解认识内容都各不相同，何况我们平庸之人。所以教材里的内容只能反映大多数人的观点或者某几个人的观点，怎能说是经文之意呢？就半夏泻心汤方解而言，到目前为止，我认为没有一位医家的解释到位的。为什么？这是因为大家没有从五脏所喜五味和辛开苦降与脾胃斡旋中州等理论来分析，不用东汉之前的理论去解释而用现代人理论解释你认同吗？答案不言而明。再如《伤寒论》讲义中桂枝加桂汤解释加桂的“桂”有两种说法，一说加“桂枝”，一说加“肉桂”，讲义认为都有理，可事实上临床医生“桂枝”“肉桂”是不能混用的，两者功用截然不同，那么加桂的“桂”选哪个为对呢？当然是桂枝。理由很简单，在命门学说之前，一直认为心主火，心为少阴君火，肾水需要心火温煦，才能水火既济。桂枝温通心阳，自然是用桂枝了，用肉桂是后来人根据当时的理论主观臆断，不合经义。

《中医基础理论》教材不能全面反应经典原意，刘力红老师在《思考中医》中提出许多不同观点，大家可以参读，我这本书重临床，有争论的内容我这里不做重点讨论。

仔细研究会发现历史医学名家无不是研读经典独成一派的，但他们的著作不能称为经典，不能代替经典，无法超越经典。近代名医也多推崇经典，如蒲辅周、秦伯未、刘渡舟等。我在读硕士时经常看到刘渡舟教授应用经方治疗疑难杂证，由于病人太多，往往半天八九十个病人，刘老经常把完脉，问一两个症状，就和学生说什么什么方，或什么什么方加某药多少克，每每效如桴鼓。你只要在刘渡舟教授身边抄两次方子就会感受到中医经典的深奥和实用，对经典会有一种叹为观止的感觉。

为什么中医学院把经典弄成选修课呢？其一是由于时间关系。临床医生应用西医越来越多，而且西医在临床容易见效，患者容易接受，同时经济效益好，对许多危重患者抢救及部分疑难病治疗较中医辨证相对简单实用等等，为了让学生尽快适应临床工作，各学校把西医内容学习时间延长，这是对的，也是实用的。西医学习时间延长，中医学习时间自然缩短，自然把经典的学习时间减少。其二是对经典的临床价值认识不够。许多中医医生从未把《内经》《伤寒杂病论》《难经》等经典仔细研读，更别说每年读一遍了，临床更少应用，难见其疗效，所以许多中医界决策层把经典改为选修就不足为怪了。

许多人把学过中医的人称为中医医生，认为只要是中医学院毕业的就是中医，就会用中医。这样认识有时会出现偏差，我举个例子，都说沧州为武术之乡，沧州人普遍会武术，那么到底沧州多少人习武呢？去看一下就知道了。再举个例子，中国人普遍会骑自行车，可又有多少人把自行车练成演杂技谋生呢？我想没几个。认为学过中医就懂中医是一个不全面地认识，假如你找了个水平很低的中医医生，看病效果不好，就以偏概全地说中医不会看病那是不实的看法。

三、如何提高肿瘤辨治准确率

我多次强调恶性肿瘤不像一般的病，一般的病给你治疗时间，一段时间治不好没关系，可让你去慢慢辨证，你看不好没关系还有别人，一般还有看好的时候；肿瘤就不成了，如若辨治不准，肿瘤会迅速长大，许多治疗方法就难以实施了，治疗最佳时机丧失了，病人可能由能治愈变成不能治愈了，或者迅速去世了。也就是说肿瘤不给你时间，不给你机会，所以中医治疗肿瘤提高临床辨治准确率尤为重要。

临床治疗首先第一步是辨证，治疗肿瘤辨证要准确，只有辨证准确，才能制订合理的治疗策略，最后才能正确用药，如此才能取得好的疗效。治疗策略和用药散在于全书其他部分中论述，这部分主要讲辨证。

（一）辨阴阳

中医辨证论治之首为阴阳辨证，肿瘤的辨证论治之根也为阴阳辨证。阴阳反映了人体的全面情况，准确的阴阳辨治可有效地防治肿瘤转移。我所强调的辨证论治主要是阴阳辨治（关于阴阳辨证后面有专门讨论）。辨病论治是局部辨治，阴阳论治是整体论治，只有全面整体地调理内环境，才能有效地防止肿瘤转移、减少肿瘤复发几率，所以对肿瘤患者首先要辨阴阳。肿瘤的治疗如同治理国家，皇帝昏庸无度掠夺民财，致使民不聊生，纷纷揭竿起义，这时如若不改变治理国家的策略，单单认为起义为不义，带兵去攻打，结果呢？或者起义军被围剿，这必然激起更多的人民起义，或者起义军联合起来打败皇家部队。假如顺应民意，改变治理策略，老百姓富足了，占山的草寇就会被孤立，有些人不愿过担惊受怕的日子，下山为民。这时再攻打顽固不化的草寇就容易多了。治疗肿瘤就是要了解肿瘤产生的土壤，必须改变肿瘤赖以生存的土壤，才不至于出现新的肿瘤。肿瘤因得不到营养，或生长延迟，或停止生长，或日渐萎缩。你看辨阴阳调土壤有多重要。

（二）辨脏腑

土壤中的毒瘤也要重视，不能单独调整土壤（辨阴阳），也要重点消灭土壤中的毒瘤（即辨病论治）。许多肿瘤位于器官内，现代医学许多器官与传统医学的脏腑密切联系（翻译家把现代医学译成中文时参考了中医药学），中医学的脏腑有着自己的病因病机特点，所以通过对脏腑的辨证论治可有效地治疗脏腑肿瘤。纵观中医师治疗肿瘤，有诸多方法或说有诸多层次。一是将实验研究显示有抗癌作用的药物组方；二是对症治疗加抗癌药物；三是健脾补肾加抗癌药物；四是辨证论治治疗肿瘤；五是辨证与辨病相结合治疗肿瘤。显然辨证与辨病相结合治疗肿瘤是肿瘤高层次的治疗，但很少有人达到这个层次，多数以辨证论治治疗肿瘤。辨证论治必须考虑脏腑的特点，结合“正气存内，邪不可干”“邪之所凑，其气必虚”理论，如肺部肿瘤必伤肺之气阴、肝之肿瘤必伤肝之阴血、胃之肿瘤必伤胃之阴津等等，明确了这些理论，辨病论治才不至于偏离大的方向，才能取得一定的疗效。必须强调的是每个部位肿瘤皆可不同程度地损伤阳气，治疗的同时亦应扶助其阳气。

有些肿瘤患者有证可辨，有些无证可辨。无证可辨者需从肿瘤常规治法考虑，根据脏腑特点予以调补，同时根据痰湿水停气滞血瘀等多方面用药，单纯的抗癌有时并不理想，必须扶正，必须按脏腑特点扶正。就像攻一个城池，单靠战士攻下一个城市还不行，还必须留下一部分战士和文职官员治理这个城市，使这个城市长期留在自己手中，这些文职官员就是中医的调补药。

临床上原发灶在慢慢长大，但并未出现新病灶，可以认为全身阴阳辨证没有错，原因主要是辨病论治不力，往往是抗癌力量不足，加强抗癌力量会使瘤体缩小。

（三）辨病机，抓主证

肿瘤的形成除了癌毒致病脏腑虚损外，还可以夹痰夹湿夹水夹气滞夹血瘀等等，这些夹证必须明辨，否则效果多不理想。我认为肿瘤不同于一般的病，一般的病只打中一个靶点，疾病就会消灭。肿瘤的治疗需要打中多个靶点才能取效，这些靶点既有脏腑虚损的靶点、癌毒的靶点，也有痰湿水瘀等靶点。这些靶点需要临床医生认真辨证，才能辨证准确。

其次是抓主证。刘渡舟教授主张并强调抓主证，认为抓主证是辨证论治的最高水平。主证不是一个症状，而是一个症状和伴鉴别诊断意义的一组症候群。如《伤寒论》154 条："心下痞，按之濡，其脉关上浮者，大黄黄连泻心汤主之。"和第 155 条："心下痞，而复恶寒汗出者，附子泻心汤主之。"同为心下痞，伴见关上浮脉为大黄黄连泻心汤主证；而伴见恶寒汗出却为附子泻心汤主证。光有一个症状不能成为主证，必须伴有鉴别诊断意义的其他症状。抓主证主要靠经验，这些经验既有先贤的经验、又有自己的体会。《伤寒论》是一部抓主证的经典著作，大家要好好地研读。可能每位中医师抓的主证不尽相同，临床也同样能起到很好的疗效，所以大家没必要争论这个问题。我的观点是抓主证，除熟读经典外，还应学习历代名家的经验，临床多多总结，自能提高疗效。

再次是发展新的诊病方法。望闻问切是中医的辨证依据，除书本所学外，还应丰富发展新的诊病方法以为临床所用。中医手诊学、面诊学知识对诊病有较大帮助，大家可以借书研读。我在肿瘤诊治过程中比较推崇孙秉严先生的耳诊和甲印诊断。耳诊与甲印对疾病的诊断、寒热体质、瘀滞情况及预后有重要意义。孙秉严先生认为耳廓有结节，说明患者瘀毒重，治疗较困难。我在此基础上总结发展了耳部诊断，通过各部位的结节可了解脏腑的病变。（见图 1）

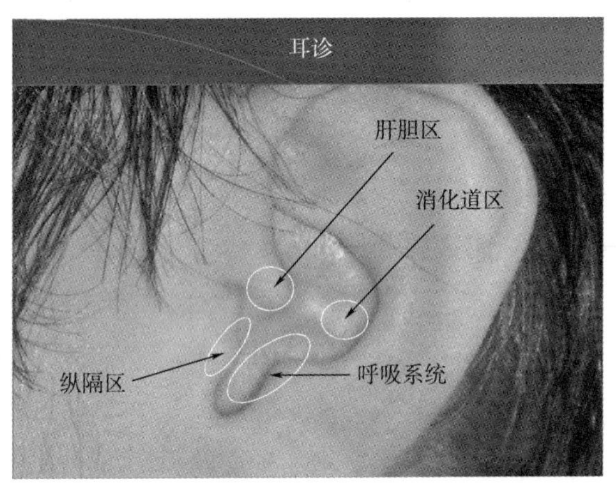

图1　耳诊

有结节不一定为肿瘤，但可肯定该部位有病变。部分肿瘤患者可在耳部相关部位有反应，如出现脱屑或结节，结节越大反应病史越长，治疗时要注意照顾该脏腑。有时患者并不知道曾有过这种疾病，如发现耳部相关部位有脱屑或结节，给予相关检查，可能会发现该处有病变，此有助于发现原发灶或相关部位病变。曾有一位男性患者，因呕吐、头痛住北京市某三甲医院，头颅CT提示颅脑多发转移灶，全身CT未见异常，找我帮助诊断。从临床上讲脑转移原发灶多为肺、乳腺，我查其右耳肺部反应区有一小米粒大小的结节，建议再查胸部CT，结果在右肺门部位见一大小约0.6cm的占位。胃的反应区，右耳部结节提示病变部位近贲门，左耳结节提示病变部位近十二指肠，结节的出现提示患者曾在3~5年前出现过严重的消化道反应，虽现在无症状，但通过胃肠镜检查可发现仍有病变。肺部近耳根部硬板提示纵隔有病变，肺部一侧明显板滞提示可能乳腺有病变，非单纯肺的病变。

若整个耳部明显板滞提示患者长期情绪压抑，板滞越明显提示气滞血瘀程度越重。男性患者双耳板滞，你不妨说他有睡懒觉的习惯，他会默默认同；女性双耳板滞提示该人为抑郁性格或受过精神刺击或长期抑郁，此人晚上不愿睡觉，早晨不愿起床，为何？夜卧后气血流通减慢所致。肝区较常人板滞，或是肝胆系统有病或其人有城府。要是年龄小，肝区板滞，多是小孩有主见。双耳板滞怎么办？非肿瘤患者可用柴胡桂枝汤调和气血，肿瘤患者要重用理气活血药，尤其活血药物，非莪术、水蛭、乳香、没药莫属。一般而言，结节反映病变，协助诊断，而板滞提示气血瘀滞甚，提示患者病机。

孙秉严先生提出查甲印配合舌质、舌苔可定患者寒热与虚实，指出甲印超过八个、甲印大者为易上火体质，或提示以前体质较好，不能单纯温阳补气，在温阳补气的同时需加清泻相火之品，如菊花、花粉、生甘草，或加生龙骨、生牡蛎，或黄柏。有的患者事先并没有告诉你，他（她）虚不受补，你一用补药，他（她）就口舌生疮、流鼻血，觉得你医生没水平。怎么知道患者是“虚不受补”的体质？很简单，就看甲印。甲印超过 7 个，患者容易上火。甲印为 10 个且大，那患者反复上火。甲印 5~7 个且大小适中比较正常。若 4 个以下患者则怕冷，体质弱易感冒，当应用温补药物。若患者体质恢复，甲印可由无变有，由小变大；而病情发展体质变差时，部分患者的甲印由大变小、由小变无。（见图 2）

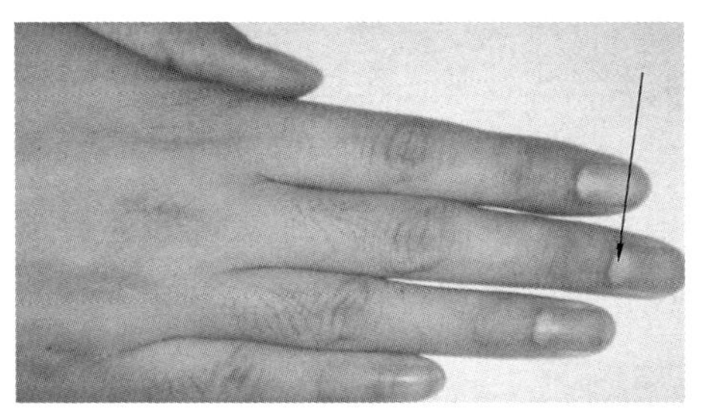

图 2　查甲印

在临床上甲印和耳诊也是你要抓的主证，如能掌握，患者会觉得你很神，同时对你治病更怀有信心。

（四）注意“年之所加、气之盛衰”

现代知识文库中有一本书叫《医学气象学》，讨论气象与疾病的关系，包括季节与疾病、天气与疾病的关系；出生年月与智力、个性的关系；出生年月与疾病易感性的关系；出生年月与性别的关系；季节与受孕的关系；气象与先天性缺陷的关系；气温及高山对药物治疗的影响等等。中医界把这些归为五运六气对人的影响。《素问·至真要大论》指出：“夫百病之生也，皆生于风寒暑湿燥火，以之化之变也。”人生活在自然界中，疾病无不受到天之六气影响。六气的变化对肿瘤的发生、发展有促进作用，临床设法阻断或改变这个因素，虽不能消除肿瘤，但对肿瘤的转归会产生积极的影响。

认识“年之所加、气之盛衰”就要谈到运气的问题，运气学说在《素问•六元正纪大论》多有论述，引述如下：

“黄帝问曰：五运气行主岁之纪，其有常数乎？

岐伯曰：甲子、甲午岁，上少阴火，中太宫土运，下阳明金。热化二，雨化五，燥化四，所谓正化月也。其化上咸寒，中苦热，下酸热，所谓药食宜也。

乙丑、乙未岁，上太阴土，中少商金运，下太阳水。热化寒化胜复同，所谓邪气化日也。灾七宫。湿化五，清化四，寒化六，所谓正化日也。其化上苦热，中酸和，下甘热，所谓药食宜也。

丙寅、丙申岁，上少阳相火，中太羽水运，下厥阴木。火化二，寒化六，风化三，所谓正化日也。其化上咸寒，中咸温，下辛温，所谓药食宜也。”

对于慢性病尤其肿瘤，应用运气学说通过出生年月了解患者体质禀赋，患者容易出现什么疾病；据发病时相了解患者主要被哪种因素左右发病，与出生时的运气合参了解发病主要病机，为治疗提供依据，结合四诊对疾病的辨证有更高准确性，同时再结合就诊时年所在主气用药，治疗的有效率自然会提高。在临床上有些患者应用药物效果不明显时，你就应该运用运气理论推测患者患病的主要病机，据此用药效果往往出人意料。所以建议大家花些时间研究运气理论，对你的临床会很有帮助，可惜目前懂运气学说的中医太少了。大家对运气学说可能不以为然，认为不科学，我起初也是这个观点，1990 年我在读硕士时，《北京中医药大学学报》连载了王玉川教授的运气学概论，我当时认为既然王老不怎么看病，他所说的运气学说对临床看病又能有多大作用呢？当时的态度是不信，自然不去学、不去用。在肿瘤治疗过程中，发现有时单纯靠四诊治病效果并不理想，这时想到了运气学，开始运用运气学配合四诊辨证，这种辨证的准确率高，疗效也会明显提高。《素问·六节藏象论》说："不知年之所加，气之盛衰，虚实之所起，不可以为工矣。"可见在春秋时期已经要求必须了解运气学才能成为一个中医师，一个普通的"工"。要想成为上工，必须如孙思邈在《千金要方》所说："凡欲为大医生，必须谙《素问》《甲乙》《黄帝针经》、明堂流注、十二经脉、三部九候、五脏六腑、表里孔穴、本草药对、张仲景、王叔和、阮河南、范东阳、张苗、荆邵诸部经方，又须妙解阴阳禄命、诸家相法及灼龟五兆，《周易》六壬并须精熟，如此乃得为大医。若不尔者，如无目夜游，动致颠殒。次须熟读此方，寻思妙理，留意钻研，始可与言医道矣。又须涉猎群书，何者？若不读五经，不知有仁义之道；不读三史，不知有古今之事；不读诸子，睹事则不能默而识之；不读《内经》，则不知有慈悲喜舍之德；不读庄老，不能认真体运，则吉凶拘忌，触涂而生。至于五行休王、七耀天文，并须探赜。若能具而学之，则于医道无所滞碍，尽善尽美矣。”所以要成为一个有责任的中医，大家应该深入研究运气学临床应用规律。现代的中医师不仅要全面掌握中西医知识，还要具备其他相关知识，才能成为合格的医生。

四、中医药抑瘤应重视“温阳”“活血”“以毒攻毒”“通利大小便”等治法

临床在辨证基础上，我重视应用“以毒攻毒”“温阳”“活血”“通利二便”等治法，常使瘤体稳定乃至消失。但由于多方面原因医生对“以毒攻毒”“温阳”“活血”“通利二便”治法认识不够，临床综合应用者甚少，故本人从理论基础、应用指征、注意事项等方面介绍以上四大治法。

（一）“以毒攻毒”治法

1. 理论基础 肿瘤之毒是癌毒，而非热毒、寒毒、疫疠等“毒邪”，与一般的气、血、痰、食、瘀等病理产物不同，故按一般气、血、痰、瘀等治疗，效果并不满意。因为癌毒是肿瘤发生发展的内在因素，只有体内气、血、痰、食等凝结，癌毒才会发病。此早在东汉华佗的《中藏经》就已明确指出：肿瘤的发生非独气血壅滞而致，更有五脏六腑蓄毒不流这个内在原因。宋代杨士瀛在《仁斋直指方》中也认为：“癌者……毒根深藏，穿孔透里”，强调癌症为毒邪穿孔透里所致。癌毒就是目前中医肿瘤界普遍认为肿瘤发病因素中的“毒邪为患”之毒，其临床表现为：吐出的食管内脱落癌组织，阴道排出的脱落的子宫内膜癌组织及赤白相兼腥臭的分泌物等。

癌毒的产生有先天的因素，也有后天调养不慎的原因，各种原因使五脏蓄毒不流，癌毒就产生了。只有体内有癌毒，复加上六淫、七情、饮食劳倦等因素的诱发，才有可能患癌。现代医学认为人体自身就存在癌基因，癌基因在缺氧的情况下容易突变或缺失而致病。肿瘤局部血管畸形紊乱，同时肿瘤患者高凝状态，就容易造成肿瘤内缺氧，引起癌基因变异而致病。此与我提出的“癌毒是肿瘤发生发展的内在因素，只有体内气、血、痰、食等凝结，癌毒才会发病”观点不谋而合。

治疗癌毒，除有华佗的“刳破腹背，抽割积聚”的手术疗法外，主要有“以毒攻毒”的药物治法。

2. 药物　常用药物有斑蝥、蟾蜍、砒石、狼毒、钩吻、喜树、壁虎、白花蛇、轻粉等。

3. 应用指征　只要体内有癌毒，无论早中晚，亦不论对放化疗敏感与否，皆可使用“以毒攻毒”方药。如年龄大，病情发展缓慢，饮食欠佳者，药宜少，量宜轻；若年龄小，发展快，恶性程度高者，药宜多，量宜大。

4. 注意事项

（1）全面了解“以毒攻毒”方药副反应、治疗及中毒剂量：“以毒攻毒”方药存在量效关系，而治疗剂量与中毒剂量比较接近，为此全面了解“以毒攻毒”方药副反应及其危险性非常重要，此便于在出现副反应时及时救治。要牢牢记住治疗及中毒剂量，服用时自小剂量始，逐渐加量。要记清该药物有无蓄积中毒现象，若有不可久服。同时对药物性味也不可忽视，勿犯“寒寒”“热热”“虚虚”“实实”之戒。

（2）学会炮制方法：有毒中药可通过炮制以减轻其毒性，而且通过亲自炮制便于掌握用药剂量，同时应注意不同的炮制方法会使药物功能发生变化。如蟾酥中主要有毒成分为蟾蜍毒素，放入白酒煮沸后毒性大大下降。蟾蜍烤焦后研末水煎口服有很好的抗癌作用，又有很好的止血作用。在这里我要强调的是应用蟾皮时要炭烤一下，否则容易引起出血，慎之慎之！

（3）选用合适的剂型：中药的选择既应考虑体质强弱、病之轻重、作用急缓等方面，也需考虑剂型以减毒。马钱子配成蜜丸可减轻其毒性，斑蝥装入鸡蛋内烤熟后去斑蝥食蛋，服用很安全。

（4）注意服药时间及方法：一般而言，“以毒攻毒”方药晨起空腹服用或两饭之间服用效专力宏，而对消化道刺激较重者及体质较弱者宜饭后服。马钱子制剂宜睡前服，宜用蜂蜜及浓糖水送服。斑蝥制剂宜用鸡蛋清送服。

（5）需与其他药物配伍，一旦出现副反应尽早救治：“以毒攻毒”中药可通过与其他减毒药物配伍减其毒性，如为防蟾蜍的消化道反应，配之竹茹、旋覆花、炒薏仁、黄连等，最好不用蟾皮粉剂装胶囊，因为粉剂在胃内停留时间长，对胃刺激较为明显，从而容易出现副反应。用蟾皮水煎剂，煎取少量，在饭后两小时后一次服用，用后马上服用易消化食物；还可在服用蟾皮之前口服硫糖铝以保护胃黏膜。防止斑蝥泌尿系统之毒，配之以海金沙、车前子草、泽泻等。一旦出现副反应应及早对症治疗，停止服药或停止接触，口服者立即洗胃，口服蛋清以保护胃黏膜，并保持水、电解质平衡，促进毒物从汗、大小便排出。

5. 几点说明

（1）有些肿瘤单用“以毒攻毒”中成药就能见效，如已不能放化疗的恶性淋巴瘤应用金龙胶囊、华蟾素片，一周后发热可退，症状减轻，1~2 个月肿瘤消失。成骨肉瘤服用骨瘤消胶囊（主药为斑蝥）20 天后疼痛明显减轻，1~2 个月肿瘤稳定，5~6 个月肿瘤消失，骨质修复。

（2）部分肿瘤单用“以毒攻毒”中成药效果不明显，可在辨证的基础上再酌加活血、温阳、通利二便药物每能见效。

（3）应熟知“以毒攻毒”中药的功能主治，用药做到有的放矢，如蟾蜍治疗肺癌、胃癌、肠癌、恶性淋巴瘤及淋巴结转移癌、皮下转移癌，斑蝥治疗肝癌、骨肿瘤、食管癌、胃癌及各种肉瘤等，否则对病无益，徒伤正气。

（二）“温阳”治法

1. 理论基础　肿瘤是在脏腑功能失调后癌毒蓄积，复又感受六淫、七情、劳伤及饮食不调等致病因素作用下发生发展的，而脏腑功能有赖于阳气温煦，阴血有赖于阳气推动。阳气不足则脏腑功能衰弱，津液精血停滞，阳气虚又易遭受寒邪侵犯，日久有形的癥瘕就形成了，这也是体质偏寒的人患肿瘤居多，肿瘤病人中寒证居多的原因。

此外肿瘤发展到晚期往往兼有阳虚证候，如畏寒肢冷、气短而喘、神疲乏力、少气懒言、面色㿠白、浮肿、小便清长、大便溏薄、脉沉迟等，或为水气病，或为恶性积液。

阳虚寒证责之于心、脾、肾，温阳亦当辨温通心阳、温补心肾，肿瘤病人温阳不仅仅是治疗阳虚，还可增强脏腑功能，促进气血运行、津液代谢。

中医界绝大多数人认为肿瘤是热证，其实不尽然，我认为大多数肿瘤为寒证。有人会问肿瘤不是和炎性介质有关吗，我可以肯定地告诉大家，与炎症有关不一定都是热证，不一定要清热解毒。慢性盆腔炎是炎症，能单独用清热解毒吗？单用清热解毒会加重病情，要温阳活血清热才有疗效。从现代医学治疗肿瘤的方法看，肿瘤的微创治疗如微波、射频、激光、伽玛刀等哪个不是热损伤？再如靶向治疗药物引起的副反应如皮疹、脓包等哪个不是热证？用热治疗方法治疗的疾病你说是热证还是寒证？不言自明。

2. 药物　常用药物有附子、肉桂、桂枝、干姜、硫黄、川椒目、吴茱萸、高良姜、鹿角胶、鹿茸、川乌、草乌等。

3. 应用指征　阳虚证、恶性积液、水气病等。此外血象低诸药难以升高者不论有无热象皆可应用。寒重者药宜多，量宜大；寒轻者药宜少，量宜轻。

4. 注意事项

（1）应用温阳药要注意保护阴液，可酌加熟地、白芍等。

（2）如无明显火热证，处方中可酌加温阳药，以加强脏腑功能，促进气血运行、津液代谢，可明显提高治愈率。

（3）并不是所有肿瘤都是寒证，属热证的有头颈部肿瘤、乳腺癌、原发性皮肤癌、浅表恶性淋巴瘤、肛管癌、宫颈癌、食管癌、肺门部位的肿瘤、前列腺癌、精原细胞瘤等。治疗这些肿瘤应用温阳药物要少、量宜小，不宜单独大剂量温阳，否则会导致肿瘤迅速增大，我有过这方面教训，要配合清热解毒才有较好效果。

（三）“活血破瘀”治法

1. 理论基础　肿瘤形成或为气滞或为寒凝或为痰阻或为热灼或为气虚，但皆有瘀血，此已为肿瘤界共识，早在春秋战国时期《灵枢·水胀篇》曰：“石瘕生于胞中，寒气客于子门，子门闭塞，气不得通，恶血当泻不泻，衃以留止，日以益大，状如杯子，月事不以时下。”就指出癥瘕与瘀血有关。清代唐容川说“瘀血在经络脏腑之间，则结为癥瘕”，进一步肯定了癥瘕与瘀血的关系。临床表现为肿块、痛有定处、刺痛、肌肤甲错、脱发、唇舌青紫、舌下静脉曲张、脉涩等。

血瘀当活血破瘀，临床据不同病因或益气或散寒或燥湿或软坚或清热等。以前有中医肿瘤界前辈指出，活血化瘀会促进肿瘤转移。事实上不然，活血化瘀药物应用的恰当不仅不会促进肿瘤增大转移，而且可以帮助我们消灭肿瘤。榄香烯乳注射液大家都认可它是活血药物，在肿瘤临床应用多年，从没发现它会促进转移；金龙胶囊、华蟾素片和注射液也是活血药，在临床应用很广，临床疗效很好。我在这里强调的是瘀血是肿瘤生成的重要病因和重要的病理产物，瘀血会加重其他致病因素如会生 / 加重气滞、会生 / 加重热、会生 / 加重痰湿、会生癌毒等等，这些对肿瘤的形成与发展有重要影响，所以活血化瘀法对肿瘤的治疗非常重要，往往血瘀一除，则气通、痰消、热退，从而瘤体缩小消失。我治疗过一位肺癌肝转移患者，中药、放化疗都用了，效果不好，病灶数增加、病灶增大。我查其舌为紫暗舌，加用大黄䗪虫丸。7 天后患者不停吐痰，痰涎吐出很多，之后检查胸部、腹部 CT，胸部病灶稳定，肝脏转移灶缩小。此案对认识活血破瘀药物的应用会有很大帮助。

2. 药物 常用药物为桃仁、红花、三棱、莪术、泽兰、土鳖虫、水蛭、蜈蚣、全蝎、穿山甲等。

3. 应用指征 有肿物或有瘀血征象者皆可应用，阳气虚出血者慎用。

4. 注意事项

（1）血瘀重者用破瘀重剂如水蛭、土鳖虫、红花等药，否则药不胜邪，难以取效。

（2）血瘀兼阳虚者必酌加益气温阳之品，因为活血破瘀之品易损阳耗气，易促进出血。

（四）“通利二便”治法

1. 理论基础 通利二便是驱除毒邪的有效方法之一，肿瘤治疗中二便不通固然是通利二便的指征，但通利二便绝不仅用于通便、除热。通利二便的功效：①驱除有形邪气以除癌毒：通利二便用于肿瘤临床，有破瘀、驱毒、攻积之功。通利二便不但适用于体壮的早期癌，而且还适用于体弱的晚期癌，它可使癌毒通过二便排泄而出，正气得复。②攻肠胃之邪以调畅气机：通大便可降胃气，升清气，斡旋中州，使肝气得疏，瘀血、痰积得除。③防止有毒中药蓄积中毒：蟾蜍、蜈蚣、斑蝥、巴豆、白砒、轻粉、红粉等有毒，临床除应严格掌握剂量与服法外，服药期间一定保持大小便畅通，防止蓄积中毒。

2. 药物 常用药物有大黄、元明粉、二丑、槟榔、番泻叶、巴豆、土茯苓、金钱草等。

3. 应用指征

（1）应用有毒中药时通利二便。

（2）小便短少、颜面四肢浮肿、恶性积液、水气病，应用利尿中药。

（3）胃脐压痛、便秘或不畅、宿食腹中胀痛不止、胁肋压痛，脉弦紧或沉实，可予攻下中药。

4. 注意事项

（1）应用攻下药物时需明确正虚邪实情况，掌握攻下与扶正的轻重缓急。

（2）掌握对不同部位肿瘤使用攻下原则，一般而言，脑、胃、胰腺、肝、腹壁肿物宜猛攻，用大黄、玄明粉、二丑、槟榔、巴豆、枳实、厚朴，余者宜缓攻，攻下药物易伤脾阳，可配服附子理中丸。

（3）攻邪务净，不留隐患。

必须指出的是在这里强调四大治法，并不是否认其他治法，若临床在辨病辨证基础上酌加“以毒攻毒”“温阳”“破瘀”“通利二便”中药，每能事半功倍。此外“以毒攻毒”“破瘀”“通利二便”易伤正气，应及时调整中西药物保证治疗顺利进行。

（五）取效时临床及影像学表现

1. 瘤体稳定、缩小，乃至消失，或瘤体钙化

2. 瘤体部分液化、全部液化之后吸收 取效时瘤体液化为自瘤体周围液化，而非瘤体中心液化，瘤体周围是一完整的包膜。此时若B超检查瘤体较治疗前略增加，是B超压迫瘤体波动所致，不必惊慌，继续治疗。2003年我在《中国临床医生》提出此观点，在2005年美国临床肿瘤学会（ASCO）年会上，有学者指出胃肠间质瘤治疗后CT值的降低也是该病有效的临床评价指标。事实上不仅胃肠间质瘤，其他肿瘤CT的降低也是有效的临床评价指标。

3. 排出坏死组织 从口中或从阴道、尿道、肛门等孔窍排出恶性退变坏死组织，一般排出后病情好转。

4. 便下黑血 治疗时便下黑血，不凝固，不溶于水，若大便潜血阴性或阳性，精神体力同前，医患不必紧张，此为取效的表现，一般便黑血前后诸症会迅速减轻。此症临床并不多见。

五、肿瘤的中医治疗应重视多途径给药、多方法治疗

肿瘤的中医治疗目前多局限在口服和外洗、外贴等方面，肿瘤科的医生大多数不会用针刺、艾灸等，给药途径局限，治疗方法局限，疗效自然也很有限。晚期肿瘤患者大多数不能放化疗，只能给予中药、靶向、免疫治疗，中医药治疗肿瘤的任务很重，

有必要研究肿瘤的多途径给药、多方法治疗。

（一）多途径给药

《理瀹骈文》是药物外用治疗疾病的重要中医著作，但细读发现本书内容对现代医学治疗价值不甚理想，尤其对肿瘤没有多少可供参考借鉴之处。中医外治不局限于明清，早在汉王堆出土的《五十二病方》中就有外治的方剂，之后许多医家多有论述。要认识中医治疗肿瘤可从历代医家著作中研读，许多治疗癥瘕积聚的方子对肿瘤治疗有一定疗效，但是疗效不太理想。中医外治有其特殊性，后学者应该认识到。第一，中医学认为“外治之法即内治之法”，但并不像内治之法要求辨证准确，有时大方向掌握好了就有疗效，这是内治之法不可比拟的；第二，外用药可用大毒之药，一有不适就可停药，副反应容易控制；第三，部分肿瘤患者进食困难，外用药起到很好治疗作用；第四，外用药要加用透皮剂，增强透皮吸收，局部用药，血药浓度大，起效快；第五，外用部位不一定局限在病变局部，可通过其他部位来起作用；第六，用材少，节约原材料。

下面谈谈常见的给药部位和用药特点：

1. 鼻腔 鼻腔是常见的给药部位，治疗鼻咽癌、脑瘤、头痛等病时常用，治疗这些疾病常用清热祛风散结抗癌之品，如细辛、壁虎、黄柏、石上柏、川芎、薄荷、清半夏、天南星、蜈蚣等。但鼻腔给药尽量少用或不用温药、热药，否则会出现鼻腔烧灼感、流鼻血等，调整药物的pH值可以减轻这些鼻部不适。同时还要指出的是鼻腔给药治疗癌性疼痛效果很好，起效快，往往1~2分钟疼痛减轻，但止痛力量弱，西药止痛作用强，但起效慢，往往20分钟起效，中西药止痛可以互补。中药止痛往往在疼痛一开始就开始控制，之后患者很难大痛。

2. 口腔　既可以局部用药，也可以通过熏吸治疗呼吸道肿瘤，头颈部肿瘤放疗、肿瘤化疗皆可引起口腔病变，口腔病变全身治疗效果不理想，可以通过局部治疗减轻症状，如口腔溃疡，可局部涂用康复新口服液、溃疡油，同时配服封髓丹疗效很好。对于肺癌，世人介绍的穴位贴药效果并不好，我参考现代医学的雾化吸入，将抗肿瘤中药煎煮后通过雾化吸入呼吸道，再进入肺泡产生疗效，疗效满意。常用药物：烧干蟾 15g、壁虎粉 20g、干姜 10g、麻黄 6g、海浮石 50g、竹茹 15g、苏梗 10g、枳壳 10g，一边煎药，一边吸入，肺泡内药物浓度高，自然疗效会好一些。

3. 脐部（神阙穴）　脐部是一个神穴，可治疗许多疾病，不仅治疗腹盆腔疾病，还治疗胸腔疾病、神经系统疾病，如失眠、疼痛、血象低、呕吐、腹水、腹盆腔肿瘤、肠梗阻等。

4. 肛门　肛门是直肠癌、乙状结肠癌、前列腺癌、便秘的常用药物部位，如华蟾素片、苦参注射液肛门给药治疗肠癌，夏枯草膏肛门给药治疗前列腺癌、蜜煎导肛门给药治疗便秘等，都有比较理想的疗效。

5. 局部给药　什么部位有病变，就在这个部位给药。如化疗药物外渗引起溃烂，或放疗引起皮肤渗液，就可以用生黄芪 50g、红花 50g、大黄 50g、紫草 50g、当归 50g，油煎 30 分钟后外用；肿瘤复发可用川乌、草乌、山慈菇、壁虎、海浮石、海藻、猫爪草、川椒、肉桂粉（研末）等药水煎外用；出现胸腹水，在治疗肿瘤方基础上加龙葵；要是放疗后肿瘤复发可将肿瘤外用药物和治疗溃疡方合用，制成油剂外用，我常用海浮石 150g、壁虎粉 150g、生大黄 60g、草乌 10g、紫草 90g、生黄芪 120g、当归 90g、夏枯草 120g、山慈菇 120g、土元 30g、海藻 150g、炙麻黄 30g、补骨脂 90g、猫爪草 90g、蜈蚣 30 条、乳香末 90g、肉桂末 90g、冰片

10g, 先将海浮石、壁虎、生大黄、草乌用油煎，煎半小时后去掉药渣，用所煎之油煎紫草、生黄芪、当归、夏枯草、山慈菇、土元、海藻、炙麻黄、补骨脂、猫爪草、蜈蚣，煎半小时后去掉药渣，待油放置正常温度后，加入乳香末、肉桂末、冰片，搅匀，放 7 天后即可使用，一般涂局部 4~6 小时后擦掉，每日可使用多次。治疗草酸铂引起的手足麻木用黄芪桂枝五物汤加鸡血藤、豨莶草、蜈蚣、独活等，也可用川乌、草乌、独活、黄芪、桂枝、赤芍、鸡血藤、苦参等药物等水煎外洗。但紫杉醇、卡培他滨引起的手足麻木要复杂得多，要考虑湿阻络脉，用地龙 15g、苍耳子 12g、防己 12g、滑石 15g、秦艽 10g、丝瓜络 10g、蚕砂 12g、黄连 10g、威灵仙 30g、海风藤 20g、苍术 10g、薏米 30g，水煎外洗，用药 1 月后有一定疗效，短期很难收效。并不是所有肿瘤都适合用膏药，瘦人、肿瘤表浅者最好用油剂或喷雾剂，如乳腺肿瘤复发，化疗结束后肿瘤仍存在，可考虑局部外喷药物，同时乳腺增生、乳腺纤维瘤也考虑局部外喷药物，在这里要强调的是乳腺癌多为气滞血瘀痰阻兼热，少用温热药，否则会刺激肿瘤生长，我常用的是夏枯草、当归、乳香、山慈菇、荔枝核、橘核、蒲公英、半夏、胆南星、壁虎、蜈蚣、肉桂、山柰等水煎外喷。

（二）多方法治疗

肿瘤的治疗除药物外还有精神调养、针刺、按摩、艾灸等。精神调养的书很多，在这里不再多言。针刺在治疗放疗后耳鸣耳聋、疼痛、腹泻、腹胀便秘、小便困难、食欲不振等方面有很好疗效，常用穴位书内多有介绍，此处不再累述。在这里我要强调的是注意针刺时间，要用子午流注来选择针刺时间，可是现在的中医医生知道子午流注的太少了，会用子午流注的就更少了。按摩在治疗肿瘤并发症方面有着较多作用，可治疗疼痛、腹泻、腹胀便秘、小便困难、食欲不振等，而且患者容易接受。许多中医不会按摩，我推荐大家应用张颖清教授的生物全息疗法，经过简单的按压第二掌骨，就可很好地治疗化疗引起的腹胀、恶心呕吐、心悸等；如果患者血压突然高了，可挤压耳部降压沟，一般 5 分钟之后高血压相关症状消失。艾灸现在会应用的人不多了，真心地告诉大家，艾灸可治疗肿瘤的许多并发症，如化疗腹泻腹痛、腹水、胸水等，配合其他外用药物可提高外用药物的疗效，不可小视。

我切身体会到，只有发挥好中医的多途径、多方法治疗，中医治疗肿瘤的疗效才会提高，中医治疗肿瘤的作用才会被认可。

六、中药抑瘤既要消灭肿瘤，又要保护正气

肿瘤与人之正气就像地里的草与苗，毒草生长迅速，常常夺取土壤中营养与阳光，致使禾苗营养不足、颗粒无收。肿瘤如毒草，强夺人体营养、损伤正气，终至损及生命。众所周知要想收成好，必须有效地抑制土壤里的毒草生长，培育好禾苗；而肿瘤治疗呢，消瘤与扶正应并举，必须处理好消瘤与扶正的关系，才有可能带瘤生存或无瘤生存。除草育苗与肿瘤治疗有许多相似之处，下面就从除草育苗角度漫谈肿瘤治疗之宜忌。

（一）忌单纯除草而不施肥育苗——只注意抑瘤而不顾及身体状况

土壤里草苗共存，在禾苗初期必须积极有效地除草，否则毒草比禾苗生长迅速，会夺取更多的肥料，影响禾苗的生长发育，此时有效地抑制毒草生长有利于禾苗生长。但相对于毒草而言，禾苗生长就很缓慢，生长条件要求亦高，仅靠一两次除草禾苗难

以迅速生长，这就要求迅速持久施肥，促进禾苗快速成长，只有禾苗长到一定高度，毒草就难以影响禾苗生长了，禾苗也就不惧怕毒草的危害了，这里面要掌握除草育苗的时期与度。就目前国内肿瘤治疗而言，多片面强调抑瘤，患者及家属也对抑瘤充满希望，好像瘤之不除，人命气数将尽，过分强调手术、放化疗的作用，结果呢？患者活的既不好，又不长，最后人财两空。肿瘤的治疗绝不能不顾及身体、过度攻击治疗，要除瘤（除草）还要扶助正气（育苗），在最大限度保护生活质量情况下消灭肿瘤，否则即使肿瘤消失了，身体也变成躯壳了，又有何意义。更何况在目前治疗手段下肿瘤完全消失者寥寥无几呢。

影响肿瘤生存时间的不仅仅是瘤体变化，还包括患者免疫功能、肿物的分期及生物学特性、机体的一般状况等等，所以在消除肿瘤的同时，要积极保护患者的免疫功能，提高患者的生活质量，如此才算更有意义的治疗。

（二）忌只施肥不除草——放弃手术、放化疗等有效治疗，只应用营养支持治疗

有些懒人、庸人，只盼有好收成，强调只施肥就行了，结果呢，毒草吸足了营养，生长茂盛，毒草夺走禾苗所需的营养与阳光，最后颗粒无收。肿瘤也是这样，有人恐惧手术、放化疗，或病情到了晚期，不能接受手术、放化疗，要求只给点营养就行了，补些脂肪乳、氨基酸、成分血等，殊不知肿瘤吸足了营养后增长迅速，致使机体更加衰竭、迅速死亡。手术、放化疗是目前治疗肿瘤的主要手段，在肿瘤治疗中发挥重要作用。得了肿瘤不等于死亡，即使是晚期，也不应放弃，在扶助正气基础上，抗瘤以抑制肿瘤生长，希望“带瘤生存”“无瘤生存”。事实上较多肿瘤很难根治，“带瘤生存”是可取的，延长带瘤生存时间是有重要意义

的。

脂肪乳、氨基酸等药物不是不能使用，在配合化疗时应用既能保护身体，又能部分提高化疗疗效。扶助正气不仅限于脂肪乳、氨基酸等药，还包括艾迪注射液、参芪扶正注射液、康莱特注射液及扶正中药汤剂等，后者药物作用是多方面的，在扶正的同时，还会部分抑制肿瘤生长。

（三）忌放弃管理，坐享其成——放弃治疗

有些人认为，禾苗非常难伺候，毒草极难除净，收获过程如此漫长，算了，放任自流吧，最后有收成也好无收成也好认命了。也有人认为毒草吸收营养比禾苗多且快，不如不施肥，把毒草营养断掉饿死毒草。殊不知首先饿死的是禾苗，不是毒草。毒草汲取营养不择手段，而且生命力极强，很难饿死。肿瘤也是如此，有人认为肿瘤是顽症，国内外都没好的办法，治不治都一样，不如不治，省些钱吃了喝了玩了算了，悲观至极；也有人认为吃的营养机体得不到，反被瘤体抢走了，自己不吃不就饿死肿瘤了吗，事实上瘤体没饿死，反而长大变多了。原因何在？机体没了营养，免疫功能低下，对瘤体抑制及监视功能变弱了，瘤体不受约束，变大了、转移了，只有生命结束，瘤体生长才会终结。正确的处理方式是抑瘤扶正并举。

（四）宜除草育苗适度并举，并适当调整土壤

从以上谈论中不难看出，除草育苗缺一不可，但要正确处理除草育苗的关系。除草过频反而伤苗，苗伤过多收成就会减少；施肥过多除草过少，草苗共生也难有好的收成。除草育苗既要考虑草的生长速度及危害，又要考虑苗的壮弱与生长快慢。除草育苗要适度，肿瘤治疗也当如此，扶助正气与抑制肿瘤要据癌瘤的生物学特性、病期早晚、病人的一般状况，制定一个合理的、有计

划的和科学的综合治疗方案。包括：各种疗法的先后次序、放疗剂量的大小与放射时间的长短、化疗方案的选择及药量大小，能否手术及手术最佳时间、生物治疗的应用、中医药随放化疗手术治疗方药的变化等。既要抑瘤使瘤体稳定甚或消失，又要扶正保护病人的免疫抗病能力和提高生活质量。万万不可与瘤体“同归于尽”。

有些毒草无论如何处理，总是除之不尽，有的反而生长更迅速，这时要考虑治理土壤，改变毒草的生长环境。土壤改变了，毒草赖以生存的环境改变了，生长的速度也就变缓了或者不生长了。肿瘤学有“土壤学说”，人体内部存在癌基因、抑癌基因，内环境改变后有利于癌细胞生长时癌瘤才能迅速生长，可见癌细胞是无时不在、无处不在的。内环境的改变是缓慢的、动态的，所以治疗肿瘤的同时，有必要改变患者的体质。中医在改善体质方面有较好的作用，中医改善体质主要为辨证论治，辨证论治正确的的确可抑制瘤体生长。

改善内环境是长期的过程，并不是短短的数十天就能改善的，需要服药两三年时间，并应时时辨证论治以改善随时变化的内环境。

七、中医如何防治肿瘤复发

临床经常看到，恶性肿瘤患者术后虽然进行了规范的放化疗治疗，但仍有部分患者数月或十数年后出现复发。近年来进行了大量基础研究，目前尚未找到有效的临床可应用防治肿瘤术后复发的药物。中医药通过改变种子（肿瘤细胞）所赖以生存的“土壤”（内环境）从而对防治恶性肿瘤术后复发有一定的作用，下面重点谈谈中医药是如何防治肿瘤术后复发的。

农林业中，种子成长为小苗依赖其根基——土壤的营养供应，故让植物迅速生长应注意土壤的肥沃与贫瘠、厚薄合宜、燥湿适度等。肿瘤的生成与生长也是如此，可以通俗地认为，肿瘤的发生生长是建立在有利于其生长的土壤—内环境中，目前的手术、放疗、化疗是治疗土壤中的草即恶性肿瘤的，而未对其土壤进行处理，所以毒草的再生（瘤体的复发）是难免的。要想彻底处理消灭毒草，在除草的同时，改变土壤性质即改善内环境是非常必要的。那么中医如何改变土壤性质呢？

（一）辨证论治为主，同时配合辨病抑瘤以改善内环境

辨证论治是中医治病之根本，辨证是通过四诊（望、闻、问、切）所收集的资料、症状和体征，通过分析、综合，辨清疾病的病因、性质、部位以及邪正之间的关系，概括判断为某种性质的证，论治是指据辨证的结果，确定相应的治疗方法。辨证可形容为辨清生长毒草的土壤的酸碱度、微量元素含量、化肥、农药等，论治是指据土壤中相关内容制定相应的措施，同时应考虑各种措施的互补性和不利处，只有这样才能有效地抑制毒草的生成，即使生成也难以生长、或生长缓慢。可见改变土壤是消除毒草之本。

现在大多数人认为在肿瘤治疗中辨病论治是本，辨证论治附属于辨病论治，在辨病的基础上辨证论治。事实上不然。临床上经常见到一个人可先后患数种肿瘤，这时如何辨证呢？辨病论治是主辨哪个病呢？我们经常看到，单纯治疗某肿瘤见肿瘤缩小的同时，又发生新的肿瘤，这难道不是辨病治疗的错？所以辨证论治是本，也即全面认识了解土壤性质后全面处理才不至于留死角。当然了辨病论治也不应被废掉，此处易生毒草，治理当依此处为

重点，这就是全面处理、重点打击。

改变了内环境，为什么还要抑瘤？这正像细菌存在全身一样，细菌只有在内环境改变后才变成致病菌。人体内部存在癌基因、抑癌基因，内环境改变后有利于癌细胞生长时癌瘤才能迅速生长，可见癌细胞是无时不在、无处不在的。内环境的改变是缓慢的、动态的，所以在中医辨证论治的同时，还应配合辨病抑瘤，如此才能减少或控制肿瘤的复发。

改善内环境是长期的过程，并不是短短的数十天就能改善的，需要服药两三年时间，并应时时辨证论治。

（二）调情志、慎饮食以维护内环境

改善内环境重要，维护内环境也同样重要。内环境受到诸多外环境因素的影响，其变化是动态的，目前研究发现对肿瘤复发的两个重要因素是：情志和饮食。

中医理论认为，七情（喜、怒、忧、思、悲、恐、惊）所伤，尤其是长期的抑郁、恼怒与各种肿瘤的发生发展死亡有着明显的内在联系。有人对1088例已经确诊的恶性肿瘤病人发病前精神生活进行调查，发现发病前两年内有精神创伤者782例，占71.88%。同时发现，情志过度愤怒、过分抑郁会促进肿瘤的发展。Shekelle等对癌症患者的追踪调查表明：情志抑郁者恶性肿瘤死亡率较普通人高一倍，从而也证实精神抑郁与恶性肿瘤的死亡率密切相关。所以肿瘤患者患病后保持乐观的生活态度和战胜疾病的信心对防治术后复发是十分必要的。生活中难免有喜怒忧思悲恐惊，要及时调整心态，必要时请教心理医生和服用中医药调理。

约1/3的肿瘤发生与饮食有关。饮食结构不合理，如摄入营养素不平衡，不管是过多或过少，均可导致肿瘤的发生。据临床观察，合理饮食可降低肿瘤的发病率。根据饮食习惯调整饮食，有

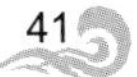

可能抑制或消除多种肿瘤致病因素，从而达到防治肿瘤术后复发的目的。

1. 不要食用发霉的粮食及其制品，如花生、大豆、米面和植物油等。

2. 少吃或不吃熏制或腌制的食品如熏肉、咸肉、咸鱼、腌酸菜、腌咸菜等。

3. 不吸烟喝酒。

4. 不用聚氯乙烯的包装袋包装过热的食品或用其制品盛物。

5. 不食过热、过硬、太咸的食物或烤焦的食物。

6. 不要经常服用可能导致肿瘤的药物如激素、大剂量抗生素等。多食新鲜蔬菜、五谷杂粮，吃饭不要过饱，控制肉类饮食等。

此外还要请中医师据病性、药性及体质调整忌口等。此对防治肿瘤术后复发有较为重要的意义。

八、应用中药抑瘤应注意什么

我在前面重点谈了中药可以抑瘤，事实上临床有许多中药抑瘤认识上的偏差，需要引起注意。

（一）否认现代医学的作用

看到这个题目，大家可能会笑，目前对现代医学认同的人多，怎么会否认现代医学的作用？如果您这样认为就会大错而特错了。在临床上许多患者害怕手术、放化疗，也经常见到手术放化疗后的患者迅速去世的，他们从心眼里反对手术、放化疗。既然中药治疗肿瘤效果好，副反应不大，用中药就行了。而且部分不良医生或部分民间医生片面地强调中医作用，否认现代医学的作用，其实这是一个不全面的看法。肿瘤是一全身性疾病，需要合理的科学的综合治疗。中药、手术、放化疗、生物治疗、靶向治疗、内分泌治疗等皆有其适应证和禁忌证，这些治疗可以相辅相成，合理应用可最大限度地发挥治疗效果。如若疗效不好不能单纯追究患者方面的因素，同时还要分析医生水平的因素。举个例子，配制鸡尾酒，用同样的佐料，不同的调酒师可能调出不同口味的鸡尾酒，原因何在？我认为这主要是水平的问题，主要是配比不对。这时你千万不能因为味道不佳就否认原料不对，肿瘤的治疗同样也是这样，一个有经验的医生会根据患者的全面情况制定出合理的有效的治疗方案，而不是用一种方法代替其他方法，用一种治疗否认其他治疗。

（二）认清肿瘤生长的原因，有针对性地治疗

任何事物都有正反两个方面，肿瘤的生长既有恶性程度高增殖旺盛的一面，又有身体虚弱难以抑制肿瘤的一面，要据不同的情况采取针对性的治疗。临床上经常看到肿瘤在放化疗时增长很快，不放化疗了单用中医辨证治疗瘤体不长反而缩小了，什么道理呢？道理很简单，肿瘤的生长是由于身体太虚弱难以抑制肿瘤引起的，这时只要重视扶助元气有时能够控制肿瘤。同时这里也可以为大家提供一个思路，就是你用迅猛的攻击性的手段治疗肿瘤效果不满意时，不妨重点用补益药物，有时会有很好的效果。

临床切忌单纯“以毒攻毒”。“以毒攻毒”有时瘤体能缩小或消失，但大多数效果并不明显，近代肿瘤学术界对此有深刻认识，这就像带兵打仗一样，不能单靠作战官兵攻城拔寨，同时需要文职官员来治理城市。只有顺应民意，人民拥护了，才有可能长期占有这个城市。扶正祛邪并不矛盾，治疗时应根据身体情况和肿瘤的生物学特性来制定是扶正为主还是驱邪为主。

（三）多途径给药

中医药通过口服、静脉给药，相对而言起效较慢，可通过局部给药以提高疗效。局部给药可重点放在驱邪消灭肿瘤上，局部给药主要为肿物体表部位局部外敷、或敷脐、或熏吸、或直肠灌药、或吸鼻、或贴穴位等。局部给药可解决服药困难的问题，又可提高局部药物浓度，集中力量解决某一问题。局部给药另一点好处是要求辨证不一定非常精确。我在临床上喜欢外用药，用外用药治疗肿瘤及其合并症、并发症，效果满意。我治疗肿瘤的外用药主要是温阳散结化痰抗癌药物，可以贴在局部，也可贴在穴位上。当然了局部用药也讲究辨证，盆腔肿瘤多为阳虚湿阻，所以治疗盆腔的肿瘤温阳药比例大一些；头颈部肿瘤热毒多一些，所以治疗头颈部的肿瘤外用药温阳药要少一些，同时加用祛风辛凉解表的药物，如此效果才会好一些，万万不能一个方包治所有肿瘤。

（四）稳扎稳打，步步为营

只要治疗肿瘤有效，就不能给肿瘤一个喘息的机会，要稳扎稳打，步步为营。以前肿瘤界不认为肿瘤细胞内有神经细胞，现在发现了内有少数神经细胞。其实肿瘤很狡猾，很容易耐药，这时要据病情变化随时调整药物，（经常看到患者一个方子吃 3 个月、半年甚至 1 年的，这是错误的吃药方法，必须改变）最大限度地消灭肿瘤，直至肿瘤消失，身体完全恢复。即使是肿瘤消失也不是万事大吉，这时还要继续用药，在继续抗肿瘤的同时，还要改变肿瘤患者体质，只不过是抗肿瘤的药物不像以前那么多了，2~3 年后患者体质慢慢改变了才可以松口气，但每年都要复查，同时让患者戒掉不良的生活习惯。

第二讲　肿瘤辨证新论

一、肿瘤辨证要以阴证、阳证辨证为主

前面讲了很多中药消瘤概念和方法，这节主要讲肿瘤的辨证。阴阳是八纲中的总纲，是辨别疾病属性的两个纲领，临床上对肿瘤的辨证要以阴阳为主。可事实上肿瘤科医生以阴证、阳证辨证者甚少。目前中医肿瘤界辨证分三个层次，最低层次是不论何种肿瘤、不论分期皆采用补益药物，或补气血、或补脾肾，观其方不知其治何病，偶见对证者有效，但难以之消灭肿瘤。较高层次是脏腑辨证，是在补益基础上发展而来，针对脏腑而治，疗效较好，部分患者可有效消瘤，但脏腑辨证解决不了非脏腑肿瘤的治疗，晚期多脏腑转移肿瘤患者很难用某一脏腑辨证来解决，对此我写了非脏腑肿瘤中医辨证的补充。最高层次是阴阳辨证，这不是教材中阐述的简单的阴证阳证辨证，也不是脏腑的阴证阳证，而是从古代阴阳的辨证到多种分型辨证再到阴类证、阳类证的简化辨证，并不是简单的回归，而是基于充分的理论依据和肿瘤现代辨证研究的成果，是肿瘤中医辨证发展的必然要求，它突破五行脏腑辨证，不被复杂的症状迷惑，不致陷入“见病医病”的粗浅地步。肿瘤的阴阳辨证准确不仅可以显著改善症状，而且可明显抑制或消灭肿瘤。

肿瘤是外科疾病，是诸多因素导致的气血不和而形成的肿物，到目前为止日本还把肿瘤称为“肿疡”，辨治外科疾病，首先要辨清阴阳属性。故《内经·阴阳应象大论》言“善诊者，察色按脉，先别阴阳”，《疡医大全》论“凡诊视痈疽，施治，必须先审阴阳，乃医道之纲领”。《外科证治全集》将外科病分阳证、阴证，常用阳和汤、小金丸、犀黄丸等药，这些药物在肿瘤科常用。

中医肿瘤界还有一个错误的认识，就是把所有肿瘤辨证为热证，多应用清热解毒药物，如白花蛇舌草、半枝莲等，殊不知肿瘤多为全身寒证，要是有热也仅为局部有热，要真正认识肿瘤的阴证、阳证，应该在以下几方面认识。

(一) 以肿瘤部位分阴证、阳证

肿瘤是有寒热之分的，而且寒热与肿瘤部位、病理类型有一定关系。大家仔细研究不难发现消化道肿瘤中口腔部、咽喉部、食道部位肿瘤往往是鳞癌，一到贲门就变成腺癌了，贲门直到乙状结肠仍是腺癌，可到肛管就又变成鳞癌了；皮肤部位肿瘤多见鳞癌；还有鼻咽、子宫颈部位肿瘤多为鳞癌。鳞癌中医多辨证为火，此与中医的“清阳发腠理，浊阴走五脏”“上为阳，下为阴”有关。

再看看同一部位不同类型的肿瘤也有寒热之分，如肺癌，从影像学角度看，鳞癌、小细胞癌多生长在大支气管附近，与吸烟明显相关，位近肺门，与外界接触而且频繁接受烟火熏烤，故可认为鳞癌、小细胞癌多为火；而腺癌多为周围型肺癌，位近胸膜，中医多辨为寒湿。出现散在病灶多说明患者性格急躁，有火。

将“阳布于表”中“表”的概念扩展一下，位近体表的肿瘤属火者多，如乳腺癌、原发性浅表性恶性淋巴瘤、精原细胞瘤、前列腺癌等属火热者较多，与之相对的，内在脏腑的肿瘤多属寒，如胰腺癌、肾癌等。

我的这些认识是否正确呢？非常正确。现代医学的化疗方案、靶向药物治疗支持了肿瘤寒热燥湿理论，我在这里先说几个药物，为以下解释做铺垫。紫杉醇是寒药，为什么？紫杉醇引起的一个副反应是关节疼痛，六淫之邪哪个最容易引起疼痛？自然是寒邪，疼的字义是病于冬，痛的字义是病于道路不同，疼痛的病机是寒邪引起的气血凝滞。健择是热药，寒药伤阳，热药既伤阳又伤阴，健择容易导致全血下降，我认为它是热药。依立替康是热药、燥药，该药易引起口干，是燥药；易引起腹泻，是热药，为何？《内经》病机十九条指出“诸迫下注，皆属于热”“多寒则肠鸣飧泄，食不化，多热则溏出麋”，依立替康引起的腹泻很重，无不消化食物，属“诸迫下注”类型。绝大多数靶向药物是热药，它们的副反应如红色皮疹、脓包等足以证明。

治疗乳腺癌的药物首选紫杉醇而不是健择，反复治疗复发者才用健择，为什么？大多数乳腺癌属火热，自然选择紫杉醇这个寒药，只有反复治疗后复发才用健择，因为反复用寒药导致阳虚，用寒药无效者才选择健择这个热药。

健择治疗肾癌、紫杉醇治疗前列腺癌效果好，为什么？大家会说这是循证医学得出的结论，用中医理论能否解释呢？太简单了！我在前面说了，肾癌属寒者居多，前列腺癌属热者居多，自然健择这个热药治疗肾癌好，紫杉醇性属寒治疗前列腺癌好。同属泌尿生殖系统，因部位不同、寒热有别，故选药有异。

同样道理胰腺癌选用健择、特罗凯，而不是紫杉醇，这就不用我解释大家皆能明白了。

B2-07 研究荟萃分析 6671 例患者，共有 18 个临床研究机构，采用 8 组对照，得出的结果提示：①晚期非小细胞肺癌患者一线含健择方案显著降低疾病进展风险达 14%；②一线含紫杉醇方案显著增加疾病进展风险达 21%。晚期肿瘤阳虚者居多，自然健择治疗有优势，紫杉醇处于劣势，会促进疾病进展。

再看看常用靶向治疗药物易瑞沙，循证医学得出的结论是其优势人群为东方不吸烟的女性肺腺癌患者，大家不妨分析一下易瑞沙所对应的中医证型是什么？易瑞沙最常见的副反应说明了什么？东方人相对于西方人而言体质较弱；中医认为女性属阴柔之体；不吸烟女性肺部肿瘤属阳虚者居多；肺腺癌中医辨证为寒湿，所以易瑞沙所对应人群是肺癌属寒湿者，EGFR 阳性者可能为寒湿型肺癌人群。易瑞沙的副反应是手足皲裂、严重的红色皮疹，手足皲裂是燥邪引起，红色皮疹是热入血分无疑，所以易瑞沙是燥热药物，是治疗寒湿型非小细胞肺癌的理想药物。中医讲“异病同治”，有报道易瑞沙还可治疗食管癌、乳腺癌等，哪些患者适合呢？寒湿型肿瘤患者都可以应用，小细胞肺癌证属寒湿者自然也能用了。

上面的例证很好地说明了肿瘤是有寒热之分的，而且寒热与部位明显相关。但是这是一般规律，也存在与上述不一致的情况，临床应参照其他辨证方法才不至于错误判断。

同时发现，包绕大血管尤其是大动脉的肿瘤性质偏阴，包绕大动脉的肿瘤不一定容易转移。

（二）以肿瘤生长速度、病程长短分阴证、阳证

宋·窦材在《扁鹊心书》说：“热病属阳，阳邪易散易治，不死。冷病属阴，阴邪易伏，故令人不觉，久则变为虚寒，侵蚀脏腑而死。”在这里可以读出阳性肿瘤发病时间短、易治、生存期长，阴性肿瘤发病时间长、难治、生存期短。事实的确如此，阳证肿瘤如乳腺癌、甲状腺癌容易被发现、发病时间短，容易治疗，

生存期长；而胰腺癌、肝癌、肺癌等阴证肿瘤部位深，不易被发现，发病时间长，治疗效果大多不好，生存期短。

在临床上如发现肿瘤生长速度快，应考虑局部有火，在总治法不变的情况下用清热解毒药物效果会好一些，否则单纯用温补反而会促进肿瘤生长，慎之慎之！选择化疗药物、靶向治疗药物也应遵循这个理论，否则赔了身体又伤财产。

（三）以局部症状辨阴证、阳证

一般而言，皮肤肿瘤颜色红活焮赤的属阳，紫暗或皮色不变的属阴；皮肤温度灼热的属阳，不热或微热的属阴；体表肿形高度以肿胀形势高起的属阳，平坦下陷的属阴；体表肿物肿胀范围以肿胀局限、根脚收束的属阳，肿胀范围不局限、根脚散漫的属阴；肿块硬度以肿块软硬适度、溃后渐消的属阳，坚硬如石、或柔软如绵的属阴；疼痛感觉以疼痛比较剧烈的属阳，不痛、隐痛、或抽痛的属阴。

（四）以肿瘤分期辨阴证、阳证

无论何种肿瘤，只要到了晚期，出现多处转移，多表现为阴证；或经过多次反复治疗后，即使原发性肿瘤为阳证也会转为阴证。

（五）以脉象辨阴证、阳证

脉象虽是全身症状的一部分，在此单列自然有其重要意义。肿瘤患者不同于其他疾病患者，其阴阳气血皆虚，到底阴阳谁最虚，靠脉象可以帮助判断。一般而言，脉来长去短阴虚重一些，来短去长阳虚更重一些，概来为阳、去为阴也。同时五部以上见弦脉，则为阳虚饮盛，左脉沉弦为水蓄膀胱，用五苓散；右脉沉弦为水在胃肠，用控涎丹；脉硬不流利，则为寒凝。

（六）以运气学辨阴证、阳证

我多处谈到运气学，其实运气学在帮助判断阴证阳证方面也发挥重要作用，根据生辰与发病时运气学对比，可了解哪些因素在影响发病。影响发病因素有厥阴肝木、少阴君火、少阳相火与阳明燥金、太阴湿土、太阳寒水，前三者为阳、后三者为阴，再根据发病部位了解肿瘤局部是阴证还是阳证。

（七）以全身症状辨阴证、阳证

不同的疾病表现出的阳证、阴证证候不尽相同，各有侧重，但阴证、阳证各有其特征性表现。阳证特征性表现主要有：面色赤，恶寒发热，肌肤灼热，烦躁不安，语声高亢，呼吸气粗，喘促痰鸣，口干渴饮，小便短赤涩痛，大便秘结奇臭，舌红绛，苔黄黑生芒刺，脉浮数、洪大、滑实。阴证特征性表现有：面色苍白或暗淡，精神萎靡，身重踡卧，畏冷肢凉，倦怠无力，语声低怯，纳差，口淡不渴，小便清长或短少，大便溏泄气腥，舌淡胖嫩，脉沉迟、微弱、细。

清·陈士铎《洞天奥旨》中明确指出："阳证必热，阴证必寒；阳证必实，阴证必虚；阳证之形，必高突而肿起，阴证之形，必低平而陷下；阳证之色必纯红，阴证之色必黛黑；阳证之初起必疼，阴证之初起必痒；阳证之溃烂，必多其脓，阴证之溃烂，必多其血。阳证之收口，身必清爽；阴证之收口，身必沉重。…… 阳变阴者，服凉药之过也，阴变阳者，服热药之聚也。然，以此消息之，万不一失。"这段论述对临床有重要指导意义，并指出"阳变阴者多死，阴变阳者多生"，据此可以认为由于局部艾灸可使肿瘤变大，是阴证变阳证的表现，这只是肿瘤治疗过程中一个短暂阶段，很快肿瘤会缩小，不必惊慌。事实上现代医学治疗肿瘤的微创疗法，绝大多数是热损伤，刚刚治疗后肿瘤会变大，是因为热损伤造成组织水肿引起肿瘤体积增大，在治疗 1 月后水肿消失肿物会缩小。艾灸治疗肿瘤机理与此相同。

前面七点是肿瘤阴证、阳证辨证要点，只要全方位分析，辨别阴证、阳证并不难。阴阳辨证时还应该注意肿瘤局部与全身的辨证，临床时常见到局部有热证而全身为寒证，局部有寒证而全身为热证，在用药时更应兼顾全身与局部，这样才有好的疗效。同时要认识到在肿瘤的晚期不能仅补气血、健脾肾，更要辨阴证阳证，只有大胆应用大热大寒之药，才有可能挽回生机，有些肿瘤也可治愈，这样的例子并不少见。

二、对肿瘤中医辨证论治的新见解

中医药在肿瘤的治疗中发挥着重要作用，它不但能减轻放化疗副反应、改善生活质量，而且在抑瘤消瘤方面也有较好的作用。我在多年的临床实践中逐步摸索出一套非脏腑肿瘤的辨证思路及方法，补充了非脏腑肿瘤中医辨证的不足，在临床上取得了较好的疗效，兹录以下，和同道切磋共进。

（一）三焦辨治

对三焦的论述首见于《内经》，从位置上说，“上焦出于胃上口，并咽以上，贯膈而布胸中……中焦亦并胃中，出上焦之后，此所受气者，泌糟粕，蒸津液，化其精微，上注于肺脉，乃化而为血……下焦者，别回肠，注于膀胱而渗入焉”；从功能上看，“上焦如雾”“中焦如沤”“下焦如渎”。古代对三焦的认识主要是部位和功能，而临床辨证则仅仅在《温病学》有论述，至于温病学中的三焦辨证之三焦，其与六腑之三焦不同，应另当别论。三焦辨证是温病的主要辨证方法，在内科杂病应用不广泛。

古人在三焦治疗上没留下丰富的例证供我们参考，就是简单的阐述都难得一见。那么古人的部位三焦有没有临床意义呢？我认为是有的。每个脏腑有自己的功能特点，那么每个部位的病变也应该有自己的病因病机特点。现在强调脏腑辨证，脏腑之间应该是有联系的，每一焦相邻脏腑多有相近的病机特点，用药应该有相近的方药，如生脉饮既应用在心血管病，又应用在慢性呼吸系统疾病，这就是例证。张仲景能通过六经辨证，把经络、脏腑及气血的病变联系起来辨证，为什么我们不能把三焦的病变一起辨证呢？三焦的每一焦脏腑是联系的，有每一焦的病因病机特点。仔细分析一下《金匮要略》中的胸部用药瓜蒌薤白半夏汤、瓜蒌薤白白酒汤、薏苡附子败酱散等不难看出，不论治肺脏还是治心脏的方药都应用温阳化痰之品，为什么呢？古人认为心为大阳，温煦全身五脏六腑气血经络四肢百骸，上焦易阳虚，肺为储痰之器，所以上焦多为阳虚、痰蒙，所以治疗上焦的疾病多采用了温阳化痰之法。纵隔、胸膜部位肿瘤宜温阳益气化痰，纵隔内的肿瘤如为神经肿瘤可加祛风之品，气管肿瘤或淋巴瘤加清热散结之药，食道肿瘤加降逆和胃的方药；胸膜重用温阳利水药。中焦包括肝胆胰脾胃等脏器，治疗脾胃用健脾和胃之法，治疗肝胆胰的病变从古至今大多没有离开脾胃，皆从脾胃下手。脾胃主斡旋中州，腐熟消化，吸收转输水谷精微，脾胃患病则多升降失常、痰湿困阻，故中焦肿瘤多有脾胃失和、痰湿困阻的特点，所以治疗腹腔非脏器肿瘤宜健脾和胃化痰消痞。下焦虽分消化道系统、泌尿生殖系统，也多用温阳化湿之法，为何？肾水需要心阳温煦，所以下焦多寒多水；湿易下注，故下焦多为湿困，所以桂枝茯苓丸剂可应用于泌尿生殖系统疾病，又可应用在消化道系统疾病。理解了这些，如在辨证的基础上再结合三焦辨证疗效会更好一些。

（二）部位辨证

部位辨证的思想源于《内经》,《素问·太阴阳明论》:“伤于风者，上先受之。伤于湿者，下先受之。”《素问·阴阳应象大论》:“地之湿气，感则害人皮肉筋脉。”《灵枢·百病始生篇》:“风雨则伤上，清湿则伤下。”清·高锦庭在《疡科心得集》例言中云：“盖疡科之证，在上部者，俱属风温风热，风性上行故也；在下部者俱属湿火湿热，水性下趋故也；在中部者，多属气郁火郁，以气火俱发于中也。”可见不同部位容易感受不同邪气，治疗自然不同，部位辨证施治是中医辨证的一个重要组成部分，肿瘤的中医辨证可从下面几个方面认识：

1. 体表—内部 中医学认为外为阳，内为阴，通过临床仔细观察就会发现接近体表的或与外界相通的原发性肿瘤如乳腺癌、甲状腺癌、鼻咽癌、食管癌、肛管癌、皮肤癌、子宫颈癌、浅表淋巴瘤、中心型肺癌及前列腺癌发病初期多为火证，此与阳气多布于表有关，所以治疗体表肿瘤少用温阳药或慎用温阳药，如大剂量应用温阳药物会促进肿瘤发展。而体内肿瘤尤其中下焦肿瘤可用附子、川乌、草乌、肉桂、干姜之类温阳药，效果往往较好。记得我科其他医生曾治疗一例外阴癌患者，大家不知选哪个方案，我根据外阴部位属阳建议用紫杉醇加顺铂的方案，两个疗程后肿瘤缩小殆尽。

2. 头颈部—下肢 阳邪上行，头颈部肿瘤多夹风、热、痰，治疗上可重用祛风、清热解毒、化痰药物；阴邪下注，又脾主四肢，下肢受邪多夹湿夹寒，治疗上以温阳化湿为主。

3. 腹部—背部 背为阳，腹为阴，背部转移肿瘤多为阳虚，治疗上应温阳补肾，曾治疗一例肾癌背部胸椎转移肿瘤，曾伽玛刀治疗两次，肿物未消，用金匮肾气丸加鹿角胶、草乌、川乌，半月后肿物消失。

4. 经络　经络有“内属于脏腑，外络于肢节”的生理功能，故脏腑的病变可以反映在其所属经络循行线上，经络病变可从所属脏腑来治疗。临床上如肿瘤长在经络上，可从经络所属脏腑来辨证；从十四经的特点来推断疾病的性质，如督脉为一身之阳，在督脉循行线上的肿瘤必有阳虚之象；任脉为阴脉之海，任主胞胎，任脉为病有元气不足、元阴亏损之象；六条阳经主腑病，多见热证，六条阴经主脏病，多见寒证。根据病变所属脏腑的特点辨证用药，如用小柴胡汤为主治疗耳道肿瘤、乌梅丸为主治疗太冲部位肿瘤与腹股沟肿瘤皆取得满意疗效。

5. 同一脏器不同部位　上面谈到脏腑肿瘤从脏腑辨证，即使是同一脏腑的肿瘤治疗也有不同，治疗还可细化。把脏腑肿瘤发生部位分阴阳，如肺癌靠近胸膜的肿瘤多见寒湿，治疗上重温阳化湿；靠近纵隔、肺门的肺癌多夹痰、夹热，治疗上重用清热化痰药；肺内出现多个病灶一般为患者多怒、情志不畅，加用理气清热药物。

(三)根据转移部位、体征辨证

肿瘤晚期多出现淋巴结、骨、肝、肺、脑部位等转移，也多出现胸腹水。肿大的淋巴结为有形之物，按之软或韧或硬，此乃无形之痰，肿瘤出现淋巴结转移者应考虑痰的因素，在治疗上加适当的化痰散结药会有意想不到的效果。骨转移患者多为血瘀兼血热，再补肾壮骨的同时化瘀兼清血热。出现肝转移者多肝血不足，应加上滋养肝血的药，如白芍、生熟地、山萸肉。肺转移者注重补肺气养肺阴，同时结合转移位置，或加强温阳化湿或加强清热化痰。头为诸阳之会，脑转移多见于痰热夹风的病人，故治疗脑转移注意清热化痰祛风。临床上胸水、腹水很常见，并且容易反复，很难消除，《内经·病机十九条》明确告诉我们“诸病水液，澄澈清冷，皆属于寒”，在胸腹水（乳糜胸腹水除外）的治疗上要注重温阳利水，重用附子、肉桂、干姜、川椒、桑皮、葶苈子。

（四）根据年龄和病理类型辨证

在治疗上应考虑患者年龄的因素，少年患者注意先天不足的问题，从补肾论治；人到老年，正气渐衰，老年患者从后天不足来考虑，注重补脾肾。辨证的同时还应考虑病理类型，一般而言，鳞癌属火多见，治当清火；小细胞癌生长迅速，符合火热宜散宜窜的特点，自当按火治之。此外肉瘤来自间叶组织，在胚胎发育中就已存在，肉瘤以年轻人多见，故肉瘤的治疗重用补肾。

（五）根据运气学辨证

大多数肿瘤患者发病与出生、年运有关，所以在临床辨证不很明确时往往可应用运气学帮助临床辨证。

以下案例供大家参考。

案一 曲某，男，45岁，北京人。主因“纵隔大细胞神经内分泌癌、锁骨上淋巴结转移一年两月”于2006年11月21日就诊，曾放疗1疗程，化疗6周期，疗效欠佳。就诊时见一般情况可，右胁下不适，咽干，时心悸。查：右锁骨上淋巴结肿大，约2cm×1.8cm，质硬，无触痛，活动度差，双耳肝区硬结，舌略暗，苔薄白，脉细关尺略滑，心肺腹（–）。胸部CT显示，纵隔肿物约5cm×6cm。

中医辨证为阳虚痰蒙，治疗以化痰温阳祛风抗癌为法。药用浙贝母15g、清半夏10g、瓜蒌皮15g、僵蚕10g、海藻30g、茯苓30g、蝉衣15g、干姜15g、生姜5片、桂枝15g、吴茱萸10g、黄连3g、生芪30g、小白花蛇1条、壁虎30g、莪术6g、白芍15g、菊花 15g，14 剂，水煎服。配合金龙胶囊、华蟾素片。2007 年 2 月 27 日二诊，右锁骨上小淋巴结消失，纵隔占位明显变小，随症加减，至 2008 年 1 月 8 日，PET–CT 检查肿物完全消失。

临床所见位于纵隔肿瘤甚多，但由于肿物未在脏腑内，临床难以辨证。本例通过化痰温阳祛风，稍加益气养阴之品，前后调理年余肿物完全消失。

案二　孙某，女，42 岁，江苏人。主因“腹膜后脂肪肉瘤术后 15 月，复发 10 天”于 2006 年 3 月 24 日就诊。手术病理为（后腹膜）去分化脂肪肉瘤，去分化或分为所谓的多形性恶性纤维组织细胞瘤（未分化多形性肉瘤）。免疫组化：肿瘤细胞 Vimentin(+)、S-100(–)、desmin(–)、NSE(–)、KP-1(–)、AE1/AE3(–)、CD34(–)、SMA(–)、CD117(–)。就诊时见一般情况可，无不适主诉，查全身淋巴结未见肿大，脉沉细略滑，舌淡边有齿痕，苔薄，甲印 10(+)。腹部 CT 显示，肿物约 2.2cm × 3.0cm。

中医辨证为脾虚痰阻，治宜健脾化痰抗癌。药用生黄芪 40g、山药 20g、茯苓 20g、白术 10g、清半夏 15g、鸡内金 15g、竹茹 15g、黄连 2g、干姜 6g、桂枝 10g、吴茱萸 3g、龙葵 15g、山萸肉 15g、五味子 10g、广金钱草 30g、丹皮 10g、斑蝥 3 个，水煎服，每日一剂。配合金龙胶囊、华蟾素片。2006 年 7 月 10 日腹部 CT 报告：脂肪肉瘤术后，左肾前方软组织影较前缩小；重度脂肪肝。在原方基础上加减，服药至 2006 年 10 月 24 日，腹部 CT 报告：腹腔脂肪肉瘤切除术后改变，与老片对比大致相仿；重度脂肪肝。2007 年再次复查腹部 CT，报告为腹部脂肪肉瘤术后改变，局部未见明显复发征象，脂肪肝，与老片对比大致相仿。

该患者病变位于后腹膜，肾上腺胰尾后，未在脏腑内，若按中医脏腑理论无从用药，本例从中焦论治，以四君子汤、半夏泻心汤加减化裁，从健脾温阳和胃的角度用药取得了很好的疗效。

案三 刘某，女，43岁，北京人。主因“盆腔脂肪肉瘤术后14月，复发3月”于2007年8月26日就诊。术后病理为脂肪肉瘤，盆腔CT片显示，病灶位于膀胱后，约3cm×4cm大小，边界不清，与膀胱后壁粘连，因恐惧再次手术而求救于中医治疗。就诊时一般情况好，手足易寒，大小便通畅，查全身淋巴结未见肿大，心肺(–)，腹部未触及肿物，舌红，苔薄，脉沉细。

辨证为阳虚湿阻，治宜温阳化湿散结抗癌，药用川乌10g（先下）、草乌10g（先下）、桂枝15g、茯苓20g、丹皮12g、吴茱萸5g、干姜15g、白芍20g、山萸肉20g、甘草5g、黄芪30g、党参15g、山药30g、壁虎30g、斑蝥3个、广金钱草30g、土茯苓40g、焦山楂30g，同时脐部外敷温阳抗癌散结中药，两月后，盆腔彩超检查肿物消失，盆腔CT也未见异常，目前该患者仍在治疗中。

该患者肿物位于盆腔，按阳虚湿阻辨证，用温阳祛湿利尿抗癌中药，短短两月取得明显疗效。

案四 陆某，男，37岁，安徽人，2008年5月21日初诊。2008年3月初体检发现右上臂三角肌肿物，行手术切除肿物，术后病理示上皮样肉瘤，同年4月发现三角肌下方肿物，右肢肿胀不能弯曲。刻下：右上肢肿，乏力，口干，纳可，寐差，大便偏干，1~2日一行，小便调，舌红苔黄，脉小滑。

中医辨证属湿热内蕴，邪毒停滞。右臂上三角肌部位在外上，属阳，脾主肌肉，脾不足则痰湿内停，日久化热，热聚成毒，发为肿物。治以健脾祛湿，佐以清热活络。方药：酒大黄6g、黄连3g、炒黄芩10g、苍术20g、党参15g、陈皮10g、茯苓20g、焦山楂30g、砂仁10（后下）、郁金10g、石菖蒲15g、青礞石（先煎）

30g、桑枝15g、合欢皮30g、鸡血藤20g、水蛭10g、金银花15g、小白花蛇(单煎)1条、壁虎30g，14剂，水煎服，日一剂。半月后复诊右上肢肿胀减半，乏力、寐差均有缓解，继用前法治疗，上方加减服用半年余，病情稳定。

该患者用药结合了“外为阳、脾主四肢”的辨证用药思维。

案五 吴某，男，44岁，北京人，2009年1月6日初诊。2008年12月发现右足部太冲穴部位肿物，遂行肿物切除术，病理提示右足梭形肉瘤。刻下：一般情况可，寐差，难以入睡，平素易腹泻，纳可，舌略红少苔，脉左滑右细弦，双耳胃部硬结。

查体见肿物位于足厥阴肝经循行线上，从症状来分析，难以入睡是阴不敛阳，脉细为之佐证，腹泻属脾之运化失调，故诊断为阴疽，辨证属肝脾不调，上热下寒。方药选用《伤寒论》厥阴篇代表方乌梅丸加减。乌梅30g、桂枝10g、细辛3g、茯苓20g、当归15g、川椒6g、黄柏10g、黄连3g、制附片（先煎）10g、党参15g、珍珠母（先煎）30g、炒苡米30g、丹皮15g、土茯苓30g、蜈蚣3条、焦山楂30g、壁虎30g。两周后复诊，自述服上方后病去大半，睡眠大便均好转，舌脉同前，在前方基础上加减服用3月余，病情稳定。至今一直门诊治疗。

此病例是“经络辨证”的范例。

案六 朱某，55岁，山东人。2007年8月体检发现左肺外带下野部占位，手术病理示高中分化腺癌，行两周期化疗，半年后出现肝多发转移，继行化疗、易瑞沙治疗两月后出现骨转移，改用培美曲塞、紫杉醇，治疗无效。2009年1月3日来我科住院治疗，刻下见面色晦暗，乏力，气短，咳嗽，咯白痰，量不多，左髂骨疼痛，眠差，纳可，二便调，舌体胖大有齿痕，色暗苔薄暗，脉沉细。

辨证属肺肾两虚、血虚痰瘀阻滞。从症状来看乏力气短乃肺气虚之征，骨转移肝转移可知肝肾亦不足，眠差是血虚不能养神。治疗以伊立替康加顺铂化疗（此方案为小细胞肺癌有效方案，我认为此方案对寒湿型肺腺癌也有效），盐酸羟考酮控释片止痛，中药以补肺益肾、养血活血之法。处方：生黄芪 30g、海浮石 50g、白英 20g、百合 30g、鹿角胶 6g（烊化）、阿胶珠 30g、炒白术 15g、茯苓 15g、当归 30g、白芍 30g、蜈蚣 3 条、水蛭 6g、丹皮 15g、知母 20g、升麻 3g、干姜 10g、土元 6g、壁虎 30g、熟地 30g。治疗两周期后精神好转，面色全身症状均好转，肿瘤标志物明显下降。

此病例结合了病理结果，腺癌用海浮石、白英、干姜、茯苓、白术等药；结合肝转移的特点加用当归、白芍；结合骨转移加用土元、丹皮、水蛭等药，故而疗效满意。

三、应重视肿瘤的发生发展及治疗与运气学的关系

运气学源于《周易》，包括了天文、地理、气象、水文、医学、农业、畜牧业、生物遗传等学科的内容。运气医学属于中医学中的高精尖。古代名医多用其诊治疾病、判断预后，故许多医书中有运气学内容，最为大家熟悉的为皇甫谧《针灸甲乙经》序言中，提到医圣张仲景对王仲宣的生存时间判断，“仲景见侍中王仲宣，时年二十余，谓曰：‘君有病，四十当眉落；眉落半年而死。’令服五十汤可免。仲宣嫌其言杵，受汤勿服。居三日，见仲宣，谓曰：‘服汤否？’曰：‘已服。’仲景曰：‘色候固非服汤之诊。君何轻命也！’仲宣不言。后二十年果眉落，后一百八十七日而死，终如其言”许多人读到此处可能认为古人故弄玄虚，纯属编

造。到底运气学有无实用价值，大家在读完我后面介绍运气学后就会明白，运气学对你的临床非常有用，你会喜欢运气学，喜欢用运气学为大家推算疾病出现时间的早迟、程度、治疗难易等等，届时你会大大赞叹中医学的伟大、中国传统文化的博大精深。

近代运用运气学治疗疾病最为典型的例子是1954年河北发生脑膜炎大流行，时名医郭可明提出用白虎汤加苍术治疗，大获成功。到了1955年北京出现了脑膜炎大流行，用白虎汤加苍术治疗效果不好，名医蒲辅周提出用神术散治疗，取得很好疗效，为什么？1954年是甲午年，少阴君火司天，中运土湿太过，阳明燥金在泉，从大的运气框架来看，燥热较盛，因此，用白虎汤清阳明燥热是对的，可中运土太过，往往夹湿，所以在白虎汤基础上加燥湿的苍术符合时年运气。而1955年是乙未年，太阴湿土司天，太阳寒水在泉，金运不及，气运以寒湿为主，选用温化寒湿的神术散正好应机，故而取得较好疗效。

那么运气总纲是什么呢？《素问•至真要大论》指出“天地之大纪，人神之通应也”，也即天人相应理论，我们每个人的出生至死亡无时不受到自然界影响，生活中所患疾病无时不受到环境影响，疾病的发展与出生年、月、日有一定联系，而且发病与所在年份的运气有一定联系，为了使疾病的诊断、治疗以及疾病的预后准确性更高，我们要重视研究疾病的天人相应性。特别是当我们对于一个疾病总是治不好时，我们应该用运气学方法寻找，也许我们会发现解决问题的捷径。

目前有一个观点是中医药多靶点治疗，此为中医界所津津乐道，不知大家注意到了没有这里所强调的是一组药治疗“部位”的多靶点，而不是“组方立法”的多靶点，我个人认为立法组方的多靶点才是中医治疗的精华，中药治疗部位的多靶点仅仅是与西药治疗的单靶点区别而已。如何取得立法组方的多靶点，我想辨证论治仍然是主要方面，但四诊所反应的辨证论治有时为假象，有时有漏项，这时你应该运用运气学理论，运气学里所反应的病因病机往往比我们四诊辨证更全面一些，它会协助分析辨证的准确与否、辨证所未分析到的内容。

在认识运气学之前，先复习一下三阴三阳与六气，厥阴与风联系，少阴与热联系，太阴与湿联系，少阳与火（暑）联系，阳明与燥联系，太阳与寒联系，三阴三阳我们看不到，但透过反应三阴三阳的六气，我们就可以了解看不见的三阴三阳。“风寒暑湿燥火”为天之阴阳；“木、火、土、金、水”为地之阴阳。

（一）干支与运气

“干”又称十干：为甲、乙、丙、丁、戊、己、庚、辛、壬、癸。干表五运。五运代表木、火、土、金、水，但其中又分太过与不及。天干表五运是：甲己化土，乙庚化金，丙辛化水，丁壬化木，戊癸化火。运气要诀云：“甲己化土乙庚金，丁壬化木水丙辛，戊癸化火五客运，五运阴阳仔细分”，其中十天干的阳干，即甲、丙、戊、庚、壬，表太过；十天干中的阴干，即乙、丁、己、辛、癸，表不及。如岁丙寅，天干为丙，丙属阳干，而丙辛化水，故年运为水运太过。此被称为中运，每年都不同。2007 年为丁亥年，丁为阴干，丁壬化木，表明今年木运不及。主运是由于五大行星所造成的气候变化。十二月分别建在十二月之中，称为“月建”，为正月建寅，二月建卯……十一月建子，十二月建丑。

完全从农历看五气为初运木，为大寒节当日交至春分后十三日止；二运火，春分后十三日起至芒种后十日止；三运土，芒种后十日起，处暑后七日止；四运金，处暑后七日起，立冬后四日止；五运火，立冬后四日起，至小寒末。运气要诀为：“初大二春十三日，三运芒种十日甫，四运处暑后七日，五运立冬四日主。”这是主运，主一年五季之常令，是不变的。

还有小运，按每季计算五运者为小运，即春、夏、长夏、秋、冬五季，与主运相同，行于主运之上者是谓客运上的小运，因为它的变化随年干岁气而更移，往来不定才称客运。

小运的推算法：以中运本身作为小运的初运，然后按五行相生的顺序分为五步走，如辛酉年中运是水运，即由水运为初运，水能生木，木为第二运，木能生火，火是第三运，火能生土，土是第四运，土能生金，金是第五运。它行于主运之上，可以看出客气之间的生克顺逆关系，以判断五季的气候变化正常与反常状况，主要说明每年五季五方气候的异常变化。

从运气学看季节和气候的变化，如：

1. 六壬（壬子、壬寅、壬午、壬辰、壬申、壬戌）与六己（己卯、己酉、己丑、己亥、己未、己巳）年，此年份多“风气大行太过木，脾土受邪苦肠鸣，飧泄食减腹支满，体重烦冤抑气生，云物飞扬草木动，摇落木胜被金乘，甚则善怒颠眩冒，胁痛吐甚胃绝倾”。

2. 六戊（戊子、戊寅、戊午、戊辰、戊申、戊戌）与六乙（乙卯、乙酉、乙丑、乙亥、乙未、乙巳）年，此年份多“暑热大行太过火，肺金受邪喘咳疴，气少血失及病疟，注下咽干中热多，燔焫物焦水泉涸，冰雨寒霜水复过，甚则谵狂胸背痛，太渊脉绝命难瘥”。

3. 六甲（甲子、甲寅、甲午、甲辰、甲申、甲戌）与六辛（辛卯、辛酉、辛丑、辛亥、辛未、辛巳）年，此年份多“雨湿大行太过土，肾水受邪腹中痛，体重烦冤意不乐，雨湿河衍涸鱼生，风雨土崩鳞见陆，腹满溏泄苦肠鸣，足痿瘈痛并饮满，太溪肾绝命难存”。

4. 六庚（庚子、庚寅、庚午、庚辰、庚申、庚戌）年与六丁（丁卯、丁酉、丁丑、丁亥、丁未、丁巳）年，此年份多“清燥大行太过金，肝木受邪耳无闻，胁下少腹目赤痛，草木凋陨焦槁屯，甚则胸膺引背痛，胠胁何能反转身，喘咳气逆而血溢，太冲脉绝命难生”。

5. 六丙（丙子、丙寅、丙午、丙辰、丙申、丙戌）年与六癸（癸卯、癸酉、癸丑、癸亥、癸未、癸巳）年，此年多见“寒气大行太过水，邪害心火热心烦。躁悸谵妄心中痛，天冰霜雪地裂坚。埃雾蒙郁寒雨至，甚则肿咳病中寒。腹满肠鸣食不化，神门脉绝死何言”。

“支”有子、丑、寅、卯、辰、巳、午、未、申、酉、戌、亥。支表六气，十二地支表六气，即子午少阴君火、丑未太阴湿土、寅申少阳相火、卯酉阳明燥金、辰戌太阳寒水、巳亥厥阴风木。歌曰：“子午少阴化君火，寅申少阳化相火，卯酉阳明化燥金，巳亥风木化厥阴，辰戌太阳化寒水，丑未太阴湿土分。”地支主要是表六气司天因素，司天与在泉是六气的两个特有概念，也是两个相对概念，司天确定了，在泉也就确定了。如上丙寅年，寅申少阳相火，就知道了司天的是少阳相火，那么，司天确定了，在泉怎么确定呢？首先，司天与在泉是阴阳对立的关系，三阳司天，必定三阴在泉，三阴司天，必定三阳在泉。《内经》对三阳作了明确的序号规定，其中少阳为一阳，阳明为二阳，太阳为三阳；三阴中，厥阴为一阴，少阴为二阴，太阴为三阴。而司天与在泉的关系，就是一对一，二对二，三对三。一阴（厥阴）司天，必定一阳（少阳）在泉；一阳（少阳）司天，必定一阴（厥阴）在泉，依此类推。丁亥年厥阴风木司天，就是少阳相火在泉。司天主上半年之气，主要是5、6月份，在泉主下半年之气，主要是11、12月份。人体经气流注与十二支有关，其流注次序是平日辰起寅时，流注在肺，卯时在大肠，辰时在胃，巳时在脾，午时在心，未时在小肠，申时在膀胱，酉时在肾，戌时在心包，亥时在三焦；子时在胆，丑时在肝。《类经图翼》曰“肺寅大卯胃辰宫，脾巳心午小未中，膀申肾酉心包戌，亥焦子胆丑肝通”。

古人认识到厥阴风木司天（如乙亥、丁亥、己亥、辛亥、癸亥；乙巳、丁巳、己巳、辛巳、癸巳）则“厥阴司天风下临，脾气上从脾病生，火行于地冬温化，风火寒湿为病民，耳鸣掉眩风化病，支满肠鸣飧泄频，体重食减肌肉萎，温厉为灾火化淫”。

少阴君火司天（甲子、丙子、戊子、庚子、壬子和甲午、丙午、戊午、庚午、壬午）可见“少阴司天热下临，肺气上从病肺心，燥行于地肝应病，燥热交加民病生，喘咳血溢及血泻，寒热鼽嚏涕流频，疮疡目赤嗌干肿，厥心胁痛苦呻吟”。

太阴湿土司天（乙丑、丁丑、己丑、辛丑、癸丑；乙未、丁未、己未、辛未、癸未）则见“太阴司天湿下临，肾气上从病肾阴，寒行于地心脾病，寒湿交攻内外淫，民病身重足跗肿，霍乱痞满腹胀膜。肢厥拘急脚下痛，少腹腰痛转动屯”。

少阳相火司天（甲寅、丙寅、戊寅、庚寅、壬寅和甲申、丙申、戊申、庚申、壬申）可见“少阳司天火下临，肺气上从火刑金，风行于地肝木胜，风火为灾是乃因，民病热中咳失血，目赤喉痹聋眩瞑，疮疡心痛瞤瘈冒，暴死皆因臣犯君”。

阳明燥金司天（乙卯、丁卯、己卯、辛卯、癸卯；乙酉、丁酉、己酉、辛酉、癸酉）易见“阳明司天燥下临，肝气上从病肝筋，热行于地心肺害，清燥风热互交侵，民病寒热咳怫郁，振掉筋萎力难伸，烦冤胁痛心热痛，目赤眦红小便熏”。

太阳寒水司天（甲辰、丙辰、戊辰、庚辰、壬辰和甲戌、丙戌、戊戌、庚戌、壬戌）常见“太阳司天寒下临，心气上从病脉心，湿行于地脾肉病，寒湿热内去推寻，民病寒中终反热，痈疽火郁病缠身，皮痒肉苛足萎软，濡泄满肿乃湿根”。

（二）日月与运气

上面讲了中运、司天、在泉，但这三个因素只能表述年这个单位内的运气变化情况，即说明年与年之间的运气差异。而要表述每一年内不同日、月区间的六气阴阳变化，上述三个因素显然是不够的，所以《内经》又提出间气的概念，将一年划分为六个区间，计有六步间气，每一间气管两个月，六步间气正好是一年。而间气中又有主客之分，这样一来，中运、司天、在泉、主气、客气这五个要素，便构成了一个比较完整的运气时相框架。这个运气时相框架，我们可以用一个简单的框架图来表示，以便于临床查证应用。

上称五之气，主气是每年不变的气，它的排列就像每年的春夏秋冬，次第不变，而客气是每年都在变。六步间气也叫初之气，它的起始并不在每年的第一个立春节，而是上一年的大寒节开始，即大寒、立春、雨水、惊蛰四个节气，下面的二之气由春分始，以此类推，周而复始。一般每年的大寒节大约在公立的 1 月 21 日，有时有一天的波动，即可能 1 月 20 日是大寒节，若要准确最好查历书。每年的 12 月中，从西元的 1 月 21 日至 3 月 21 日，初之气，是厥阴区间，或者说厥阴风木主事，除厥阴产生风木外，还与肝胆有关；二之气，从 3 月 21 日至 5 月 21 日，是少阴君火主事，与心与小肠有关；三之气，从 5 月 21 日至 7 月 22 日，是少阳相火主事，与三焦、心包有关；四之气，从 7 月 22 日至 9 月 22 日，是太阴湿土主事，与脾胃有关；五之气，从 9 月 22 日至 11 月

22日，是阳明燥金主事，与肺与大肠有关；六之气，从11月22日至1月21日，是太阳寒水主事，与肾与膀胱有关。

客气是变动的气候，是由司天、在泉来决定的，司天在泉是每年在不断地变化，会呈现一些变动性的气的运动状态，这种变动的气就是客气。既然司天、在泉的转换变化造成了客气的变化，因此，客气的推算便是以司天、在泉作为依据。客气的推算有两个原则：第一，客气的排列是以三阴三阳的次第为序，首尾相连，如环无端。三阴三阳的次第就是一阴二阴三阴，一阳二阳三阳，一阴为厥阴，二阴为少阴，三阴为太阴；一阳为少阳，二阳为阳明，三阳为太阳。阴后接阳，阳后接阴，所以说如环无端。第二，每年的第三个客气或者说第三步客气，始终都与司天相同，每年的第六个客气，始终都与在泉相同。因此，客气的推算步骤是，首先是根据年支确定司天与在泉，司天与在泉确定了，也就同时确定了客气的第三气与第六气，然后再根据客气六步的排列次第，或顺推、或逆推，便可得出其他四步客气。2007年为丁亥年，丁亥年厥阴风木司天，就是少阳相火在泉。那么当年的第三个客气是厥阴（一阴），第六个客气是少阳（一阳），若从第三个客气逆推，第二个客气便应是三阳（太阳），第一个客气是二阳(阳明)，第四个客气为二阴(少阴)，第五个客气为三阴（太阴）。每一个客气所主的区间还是四个节气，从大寒节始，到小寒节终，这一点与主气没有区别。

古代的历法是干支纪年，俗称农历或阴历，现在我们统一用公历的阿拉伯数字纪年，因此存在一个历法换算问题。在干支纪年中，由于天干是十位，刚好十进制，因此每十年的相应位上，天干都是相同的，比如1980年、1990年、2000年的天干都是庚，而1981年、1991年、2001年的天干都是辛，以此类推，只要记住从一到十位的不同天干就行了，不必再做什么推算。要推算的是地支，地支是十二位，不是十进制，比较麻烦。但我们只要记住每个0年的地支，还是可以方便地推算出每一年的地支。我们现在暂从1900年为始，1900年到现在已经111年了，基本在这个范围内。现在需要记忆一个0年上地支口诀，就是子戌申午辰寅。1900年，它的地支是子，天干为庚，即庚子年，1910年，它的地支是戌，天干这一年还是庚，即庚戌年，依次1920年为庚申年，1930年是庚午年，1940年是庚辰年，1950年为庚寅年。寅以后，上述的口诀再重新开始，即1960年又为庚子年，1970年为庚戌年，以此类推，无有穷尽。知道了每个0位年的地支，就可以从相近的两个0位年推出尾数为1、2、3、4、5、6、7、8、9这些年的地支。如1954年的干支是什么？先定天干，0位数的天干是庚，那么，1是辛、2是壬、3是癸、4是甲，所以1954年的天干是甲。由上述口诀我们知道1950年地支是寅，那么1951年是卯，1952年是辰，53年是巳，54年是午。因此1954年的干支就是甲午。

五运六气哪个力量大，哪个就对禀赋起决定作用，但还要注意两个方面：一是层次的对比，中运、司天、在泉这三个层次较高，主气次之，客气更次之；二是综合对比，看哪个力量重复的次数多。

光讲禀赋是不够的，还必须结合发病时相和望闻问切，就比较全面了。出生禀赋为本卦，发病时相为之卦。五运六气只考虑了年月日，而没有考虑时辰，张仲景补充了六经病与时辰的关系，太阳病欲解时巳午未，阳明病欲解时申酉戌，少阳病欲解时寅卯辰，太阴病欲解时亥子丑，厥阴病欲解时丑寅卯，少阴病欲解时子丑寅。卦都是六爻，使六个因素构成一个卦。

（三）运气加临

我在这里提出要全面重视五因素的相关性，五个因素不是孤立的，而是相互联系的，必须从生克乘侮的角度全面地分析看待这些相关因素。如水运不足的患者，若厥阴风木司天，那么这个患者往往三十多岁就患高血压了，而且很顽固；如果少阴君火司天，阳明燥金在泉，那么这个患者肺病出现较早，为什么？因为在天之气会伤害地之六气，火克金，金会更重；再如患者有太阳寒水、太阴湿土两因素时，这个患者容易患关节疼痛，为何？寒湿交结容易下注关节肌肉出现风湿类风湿症状。

五运六气之间是有密切联系的，要正确认识它首先要了解几个主要概念，齐化：齐化为阳气太过，《内经》曰“畏其旺，反同其化，薄其所不胜也”，有余者齐化，克我之气随我而化。兼化：兼化，阴年不足，谓之兼化，“乘其弱，来同其化，所不胜薄之也”可以理解为不及之运气衰弱不足，而克我之气兼气而化。《素问·气交变大论》云：“岁土太过，雨湿流行；岁土不及，风乃大行”“岁水太过寒气流行；岁水不及，湿乃大行”“岁火太过，炎暑流行；岁火不及，寒乃大行”“岁金太过，燥气流行；岁金不足，炎火乃行”“岁木太过，风气流行；岁木不足，燥乃大行。”正化：非太过及非不及谓之正化，正化之气包括平气，运太过而被抑，运不及而得助，使其太过不及之气一反而为平气。运太过而被抑者如戊戌年，阳气火运太过，太阳寒水司天，火运太过而被司天寒水所抑，故变为平气。运不及而得助者有两种情况，一是中运不及，得地支方位五行所属之气相助，如辛亥年，辛为水运不足，亥在北方五行属水，水运不足得地方方位亥水资助而变为平气。二是中运不足，而得司天之气相助，如丁亥年，丁为木运不足，亥为厥阴风木司天，运不足而得司天之气相助变为平气。正化之气还包括得政，得政为得权之意，原来的地位虽然弱小，但一得权，则一反而为强盛，如乙亥年，乙为金运不足，亥为厥阴风木司天，中运克司天之气（金克木），但乙为金运不足，火而兼化，故木不受克而得其政。再如丁未年，丁为木运不足，未为太阴湿土司天，应中运之土克制司天之土，但因丁为阴木不及，金来兼化，而土不受克得其政。正化之气还包括干德符，年干与日干相合者，谓平气的干德符，如每年的初运总是在年前的大寒节交接，假如丁亥年，交运的第一天，与日甲子的壬干相合，即是年干木运和日干之木相合，这就叫干德符。或者交运的时刻甲子是壬，年干与时干合，也是干德符的平气。张景岳说："新运初交之月、日、时，与运相合者，亦得其平，非交运之日时则不得相济。所谓合者，甲与己合，乙与庚合，丙与辛合，丁与壬合，戊与癸合也。"

又如在阴运不及之年，而所逢的月干皆符合相济，没有胜过它的，仍然称为平气，总之平气不能预期，要以当年的年、日、时依法推算，才能决定。平气在运气学上的征象就是无偏无颇，不盛不衰，五运之性，各守其平。

全面认识五运六气中医学叫运气加临，运气加临是把五运与六气相加在一起去分析运气对自然界万物和身体的影响。首先在五运方面要看主运与客运的关系，然后看主气与客气的关系，最后全面地看其五运与六气的关系，把这些关系加临在一起去分析运气的生克顺逆，以推测自然界气候对人体的影响及其发病关系，可作为临床诊疗疾病的一个参考。

1. 五运客主加临，是指主运和客运加临在一起看其相得与不相得，也就是相生与相克问题。主运与客运加临，是指客运的小运加临在主运之上。主运的顺序是按五行相生的次序，即开始于木终于水，年年不变，施布着一年的春温、夏热、长夏暑湿、秋凉、冬寒的正常气令。客运小运是按五行相生的次序下推，以中运为初运，根据年干的变化不同，每年的起运点不是固定的，这样加临在一起就有其不同的气候变化。

2. 六气的客主加临，主气是以厥阴风木为初之气，然后按五行相生的次序，先君火后相火，火生土，土生金，金生水的次序，故始于厥阴风木终于太阳寒水，一年分为六步，每年如此。客气是以司天之气为三之气，按阴阳一、二、三次序下推。

3. 五运与六气加临，五运的主运与客运的中运与小运不仅夹杂在一起，而六气的主气与客气亦相加在一起，更重要的是五运和六气加临在一起。运和气的加临，看其阴阳动静、五行生克所出现的顺化、不和、天刑、小逆等。

(1) 气生中运的顺化年，如癸巳年和癸亥年是木生火，乃司天之气厥阴风木而生中运癸火之气，此乃相得之岁，名曰顺化。

(2) 运被气客的天刑年，司天之气克制中运之气是谓天刑，己巳、己亥年是木克土。

(3) 运生天气的小逆之年，中运之气而生司天之气，虽曰相生，但子居母上，以小压大，故为小逆而主微病，如癸丑、癸未年，火运生司天之土气。

(4) 运克司天的不和之年，中运之气克制司天之气，以下克上，故名不和，亦为不相得，故主病甚，如乙巳、乙亥年，金克土。《医宗金鉴·运气要诀》六十年运气上下相临歌，可作为运气混合运用的初步结语。歌曰："客运中运主一岁，客气天泉主半年。气生中运曰顺化，运被气克天刑年，运生天气乃小逆，运克司天不和愆。气运相同天符岁，另有天符岁会参。"

（四）运气同化

中运之气与司天、在泉、岁支、方位等共同化合者谓之运气同化。中运之气与司天之气相同者谓天符。中运之气与岁支、方位、五行所属相同者谓岁会。如果既是天符又是岁会者谓之太乙天符。中运太过与在泉客气相同者名曰同天符，中运之气不及与在泉客气相同者名曰同岁会。张景岳云："天符为执法，岁会为行令，太乙天符为贵人。中执法者，其病速而危；中行令者，其病徐而持；中贵人者，其病暴而死。虽天符岁会皆得纯正之气，焉其过元，则未免中邪也有轻重。故中岁会者轻，以行令者之权轻也；中天符者为重，以执法者之权重也；中太乙者为尤重，以三起皆伤而贵人不可犯也。"

从现代医学来看，还要注意的是少阴、少阳皆主心与小肠。主心脏好理解，主小肠就难以理解了，小肠病本来就少，就省略了吧。事实上不行，我曾给首都机场的一位领导看病，五因素中有两个少阴君火、一个少阳相火，患者在40岁时就出现了心律失常，54岁这年反复出现小肠梗阻3次，可见其理论的普适性；厥阴风木还应包括乳腺、甲状腺、胰腺等部位的疾病，不能局限于肝胆疾病；阳明燥金主肺与大肠，大肠人们往往忽视，应该引起重视，肺不应局限在肺脏，还应包括支气管、喉、鼻及皮肤等；太阳寒水还应包括前列腺、精囊、生殖器等；太阴湿土还应包括腹膜等，这些要在临床上反复验证揣摩、总结，定会得出有实践意义的内容。

大家会认为，你不如举个最近的例子说明一下，好让大家信服。好，就拿2007年丁亥年来说吧，丁为阴干，丁壬化木，表明今年木运不及，巳亥厥阴风木，今年厥阴风木司天，那么你看当年的风大不大呢？不大，每年春天北京都刮黄沙，当年没有，而且下雨时风都很小，你都不用关窗户，雨不会进屋内，就连台湾的“圣帕台风”刮到内地也变成暴雨了，风变小了；同时在2007年会发现肝胆病人较多。少阳相火在泉，发现当年的心血管病人会多一些，我们会看到患者本来早晨好好的，中午或下午却突发心脏病，要抢救。我在飞机上看到一篇报道，是写中央电视台某记者在香港的见闻，其中一条谈到国家领导人一次到香港给某项目剪彩，大家很想了解当天的天气，据气象台预报可能有短暂雷阵雨，但很快会转晴，而风水大师的预测是晴空万里，没有一丝云彩，后来剪彩那天天气果真如风水大师所言。大家都知道诸葛亮借东风的故事，诸葛先生用什么借东风？用的就是运气学理论，用的是日月星辰布局。

就目前而言很少有人用运气学理论研究肿瘤的，我在这方面初步进行了研究，发现运气学在诊断、治疗及预后等方面可以弥补现代医学的不足。

下面首先介绍在诊断方面的应用。在临床上经常见到原发灶不明转移癌，即使做了现在较为先进的PET-CT也没发现原发灶，原发灶不明确则治疗的针对性就不强，疗效会大打折扣，怎么办？现代医学已束手无策，这时你不妨借助运气学来帮找原发灶，有时能帮你找到原发灶。介绍一个病例，一位先生极孝，其母患大肠癌在我院住院，其辞掉工作陪母亲治病，日夜不离左右，忽一天觉腹胀，进食呕吐，B超提示大量腹水，腹水中找到癌细胞，CT全身查个遍，没有发现原发灶，胃镜肠镜也做了，没有发现原发灶，找我会诊。检查其肿瘤标记物皆正常，我据其生辰发现患者运气五因素中太阴湿土占3个，发病时间在7月底，发病主气在太阴湿土，目前胃没问题，可能病灶出在腹壁上，该患者很快去世，尸检时发现腹壁有许多肿瘤，病理为腺癌。曾会诊一位70

多岁农村老人，因患者进食呕吐邀我看病，观其以前所吃中药中有蟾皮，建议其停用蟾皮，后服用中药好转。追根求源这个患者始因大小便不畅、在阴道可触及肿物，进行腹部盆腔 CT 检查，结果提示盆腔巨大占位性病变，侵及直肠、膀胱和阴道，患者家属几乎跑遍北京所有大医院也未给出原发灶在何处。按运气学理论推算患者阳明燥金因素占 3 个，少阳相火占 1 个，厥阴风木占 1 个，没有太阳寒水因素，据此推算原发灶可能在大肠，患者家属诉说患者经常便秘，以前肠镜提示有多发息肉，曾多次电切，由于患者拒绝活检取病理，当时病理未明，某日从阴道排出少许组织，送病理提示直肠腺癌可能性大。

其次在治疗方面的应用。我们中医的望闻问切有时不能反映疾病的全貌，大多数反应的是疾病某一阶段的情况，组方用药比较单纯，疗效有时不理想；同时疾病有许多假象，这时其真伪往往难辨，难以用药；而且许多疾病有其发病时间，这些与运气学有关，大多数人不知去消除致病的外在因素，疗效有时也会不满意。如此这些一直是困扰着我们临床疗效的因素。我们要提高疗效，可以从运气学角度加以认识，有时会事半功倍。应用运气学通过出生年月了解患者体质禀赋，患者容易出现什么疾病、什么性质的疾病、主要病因病机是什么；据发病时相了解患者主要被哪种因素左右发病，与出生时的运气合参了解发病主要病机，为治疗提供主要依据，结合四诊对疾病的辨证会更全面、更准确，同时也不会为假象所迷惑，而且再结合就诊时年所在主气用药，治疗的有效率自然会提高。

最后讨论运气学在预后方面的重要性。一般而言，患肿瘤后如若患者出生年月运气五因素中反应该部位肿瘤的因素越多，则说明这个肿瘤患者预后较差，生存期较短；而发病前后某一年的运气因素中某一部位肿瘤的因素越多就越容易发病或使病情加重。如一男性患者，其父亲、叔父皆因肝癌去世，该患者生于1971年农历5月初七，时年为辛亥年，水运不足，厥阴风木司天，少阳相火在泉，主气为少阳相火，客气为厥阴风木，患者有两个与肝胆相关因素，说明患者肝胆不好；患者于2007年6月21日因肝区不适，CT检查显示为原发性肝癌，为散在巨块型，合并肝硬变。2007年为何年？2007年为丁亥年，木运不足，厥阴风木司天，少阳相火在泉，6月26日主气为少阳相火，客气为厥阴风木，发病年运气五因素中有三个厥阴风木因素，所以发病了，恰恰在客气为厥阴风木这个时期发病了，这个肝癌的患者虽然没病理诊断，当时我就断定其预后很不好，我在治疗过程中辨证应该准确，用药很狠，可病情没有改善，发展迅速，短短3个月就病危了；另外如出生年月运气中无与患病相关因素，即使病情很重，但患者也可生存较长时间，如若得到经验丰富的医生治疗，还有治愈的可能。同样介绍两个肝癌患者，第一个患者是我治疗非常成功的住院患者，患者1955年5月2日出生，时年金运不足，太阴湿土司天，太阳寒水在泉，少阴君火主气，阳明燥金客气，没有一个厥阴风木的因素。患者为国税局的干部，每日抽烟喝酒，2002年春节刚过，出现腹胀、双下肢明显浮肿，进食呕吐，腹部CT见肝脏弥漫性病变，找我诊治。短短6个月肿物完全消失，至今无复发转移迹象，非常健康地工作生活。这个患者为什么发病呢？是因为平素酗酒损害肝脏，又在2002年木运太过之年厥阴风木主气之时发病，由于其出生年月运气中没有肝的因素，所以治疗效果会好一些，再结合治疗方法正确，所以肿物很快消失了。另一个是最近在门诊看的肝癌患者，我记不清其出生年月了，但清楚地记得其生辰运气五因素中无厥阴风木因素，这个患者为北京一个郊区的村支部书记，平素饮酒较多，就诊前15天（2007年8月11日）因肝区疼痛在北京大学某医院CT检查诊为原发性肝癌，无法手术，找我看病。2007年为木运不足年，厥阴风木司天，少阳相火在泉，有两个厥阴风木的因素，所以发病了，这种情况下预测应该治疗效果很好，事实是我应用中药治疗一个月后复查病灶缩小了。再举两个肺癌的例子，一个肺癌术后22年骨转移13年的至今生存非常好的女性患者，这个患者生于1926年12月15日，1990年10月初体检时发现右下肺占位，无纵隔及肺门淋巴结转移，1990年10月17日行手术切除，大小3cm×3cm×4cm，术后病理为高分化腺癌，未予化疗。1999年出现腰骶部疼痛，ECT提示：骨转移，予腰骶部放疗及帕米磷酸二钠治疗。我在给学生讲运气学时把患者的生辰问清，让大家看看有什么特点。一查就发现患者生于丙寅年，时年水运太过，少阳相火司天，厥阴风木在泉，太阳寒水主气，厥阴风木客气，没有一个阳明燥金的因素；再查查发病的运气因素，1990年为金运太过之年，阳明燥金在泉，十月份的主气也为阳明燥金，所以在年运、在泉、主气都为阳明燥金的时候发病了，因为出生没有阳明燥金的因素，所以这个患者治疗效果较好，这是一个手术比较彻底的患者。再介绍一个没手术的女性患者，就诊时（2007年4月下旬发病）才25岁，刚生完孩子3个月。双肺多发占位，最大者为3.2cm×5cm，同时锁骨上颈旁淋巴结转移，淋巴结活检病理为腺癌，无法手术及放疗，许多医生看了都说效果不好，预后很差。5月初找我就诊，予TP方案化疗，同时外敷、口服中药，5月后小结节灶大多数消失，最大病灶缩小为1.3cm×1.8cm，按理说肺腺癌的预后不好，而且该患者病情重，不应该出现这种情况。查一下出生时（1982年4月23日壬戌年）的运气发现那年木运太过，太阳寒水司天，太阴湿土在泉，少阴君火主气，太阴湿土客气，没有一个阳明燥金因素。再看看发病时间，2007 年 4 月下旬，时年为木运不足年，厥阴风木司天，少阳相火在泉，少阴君火主气，太阳寒水客气，也没有一个阳明燥金的因素。出生年月与发病年月的运气中没有一个阳明燥金的因素，所以治疗效果会好一些，这些与病理不相符，为什么不符？哪一个因素更有意义？这些需要大样本观察病例才能得出结论。

（五）五运六气对应的脏腑、气质

厥阴风木主肝胆、乳腺、甲状腺、胰腺、颈椎病、眼睛、脑血管如高血压等部位的疾病，不能局限于肝胆疾病；阳明燥金主肺与大肠，大肠人们往往忽视，应该引起重视，肺不应局限在肺脏，还应包括支气管、咽喉、鼻及皮肤（色泽、过敏）等；太阳寒水包括肾、膀胱、前列腺、精囊、生殖器、腰腿等；太阴湿土包括脾胃、腹膜、湿气等；少阴君火主事，与心与小肠有关，主要表现为心火盛、小肠寒；少阳相火主事，与三焦、心包有关，与胆、颈椎也有关。

中医学的运气学还可帮助推测你和你的家人擅长所在，尤其对认识你的孩子潜质特长很重要，早期发现孩子的特长重点培养，可培养出许多栋梁之才。中医学认为“肾为作强之官，技巧出焉”，就是说太阳寒水多（两个因素以上）的人手巧，这类人动手能力强，擅长动手强的工作，如开车、做饭、缝纫、绘画、书法等，五因素中太阳寒水越多动手能力越强，但这类人容易关节疼痛、容易出现子宫肌瘤、卵巢囊肿、肾囊肿等。少阴君火多的人文字方面擅长，喜欢写作，可从这方面发展，但这类人容易患心血管疾病、小肠疾病，因为是“君主之官”，心眼比较直正，容易受到伤害；太阴湿土多的人擅长逻辑思维、对数字敏感，对数理化容易掌握，可学理科，尤其在数学计算机方面可有较大发展空间，但这类人比较懒惰，不爱动，不爱与人争执，进取心不强，肠胃功能比较差；有少阳相火的人工作比较顺，人际关系好，活动能力强，长相比较好，容易从政或者说从政的话容易升迁。木多的人比较武断，敢作敢为，是因为肝为将军之官，决断出焉，木与财通，生活不会为经济所困，收入多少要看是大木还是小木，木通风，这类人易动，闲不住。金多的人，主意多，计谋多，擅长作军师，是因为肺为相傅之官的缘故。

附：肺癌患者的运气学初探

随着临床分科越来越细，运气学在现代医学临床有无价值值得探讨，为此我们收集2008年2月至2008年9月门诊和住院原发性肺癌患者病例86例，认真核实其出生年月日和发病年月，通过分析研究生辰与发病时的中运、司天、在泉、主气、客气及运气加临等，得出初步结果，现汇报如下：

（一）一般资料

男50例，女36例；20~29岁，1例；30~39岁，1例；40~49岁，6例；50~59岁，19例；60~69岁，32例；70~79岁，22例；80岁以上5人。病理类型明确者55例，其中腺癌36例，鳞癌9例，小细胞癌6例，大细胞癌、腺鳞癌、癌肉瘤、间皮瘤各1例。发病时间1990年3例，1998年1例，2003年4例，2004年3例，2005年4例，2006年8例，2007年39例，2008年24例。

（二）生辰运气资料

1. 中运　此组病例中水运不及者13例，木运不及者12例，木运太过者11例，火运太过者10例，水运太过者9例，土运不及者 8 例，金运太过者 7 例，火运不及者与土运太过者皆 6 例，金运不及者 4 例。从中运来看，肺癌患者的生辰与金运相关的例数最少，而与水运、木运相关者较多，尤以水运最多。《素问·六元正纪大论》《素问·五常政大论》《素问·气交变大论》的文字叙述中，可以看出肺部疾患的主要发生在六戊年（火运太过）、六癸年（火运不及）、六庚年（金运太过）、六乙年（金运不及）、六丁年（木运不及）、六丙年（水运太过）。但此组的数据可见肺癌患者生辰的五运过与不及皆可见，水运不及最多，为 13 例，木运不及 11 例，土运不及 8 例，火运不及 6 例。此外古代言肺之病变只言火运与金运的过与不及，而不言木运与水运不及，这在肺癌的认识上是有缺憾的，木运不及，燥气流行，是肺癌发生的一个重要因素；水运不及，肺为娇脏不被长期荣润，也是肺癌发生的一个不容忽视因素。土运太过与不及 14 例，比金运还多，说明脾胃虚弱是发生肺癌不可忽视的一个重要因素，脾胃虚弱生寒湿，易致肺腺癌，此组患者肺腺癌患者居多，而且目前国内外统计显示肺腺癌占肺癌比例最高，概与此有关。纵观上述结果，肺癌的发生与五运皆有关，主要与水运不足、木运不及和太过、火运太过有关，占 54%。

2. 司天　按发生例数多少而言，阳明燥金 20 例，少阴君火、太阳寒水皆 18 例，太阴湿土 12 例，厥阴风木 10 例，少阳相火 8 例，在《素问·至真要大论》谈到六气皆可出现相关肺部症状，厥阴风木司天，民病胃脘当心而痛，上支两胁；少阴君火司天，民病胸中烦热，寒热咳喘，唾血血泄，鼽衄嚏呕，肩背臂臑及缺盆中痛，心痛肺䐜腹大满，膨膨而喘咳；太阴湿土司天，咳唾则有血，心如悬；阳明燥金司天，民病左胠胁痛，咳，心胁暴痛；太阳寒水司天，民病厥心痛，鼽衄，胸胁胃脘不安。谈及六因素皆可见呼吸系统症状，此组资料中显示司天为太阳寒水、太阴湿土的患者出现频率较多，而少阳相火例数最少，阳明燥金、太阳寒水、少阴君火司天占患者总数的65%，说明从司天的角度看阳明燥金、少阴君火、太阳寒水与肺癌的发生关系最大。

3. 在泉 按发生例数由大到小的次序为少阴君火、阳明燥金、太阴湿土、太阳寒水、少阳相火、厥阴风木，在泉与司天相对应，此处不必多言。在《素问·至真要大论》少阳相火在泉没有肺的相关症状。似与此处比较相符。

4. 主气 据发生例数多少而言，阳明燥金22例，少阴君火和厥阴风木各17例，太阳寒水12例，太阴湿土10例，少阳相火8例，前三者占的比例为56%，仅阳明燥金就占26%，说明肺癌患者可能与其出生月份有关，以处暑后七日起、立冬后四日止出生的发生肺癌的患者居多，其次大寒节当日至芒种后十日出生的患者也容易得肺癌。

5. 客气 按由多到少的次序为太阴湿土23例、太阳寒水19例、少阴君火与厥阴风木各14例、少阳相火9例、阳明燥金6例。客气也称第六间气，一般而言其在运气学作用最弱。该组结果提示阳明燥金例数最少，少阴君火、少阳相火、厥阴风木等与金有关的例数都少，与文献报道无关的太阴湿土、太阳寒水例数却最多，此似乎对肺癌的发生关系不大。

6. 运气加临 按由多到少次序而分，不和之年、小逆之年各19例，平气15例，顺化之年13例，天刑之年11例，天符9例，同岁会8例，同天符5例。虽然不和、小逆之年出生的患者较多，但平气、顺化之年出生的患者并不少见，可见出生年份对肺癌的发生影响不大，肺癌的发生与主气及后天的生活习惯有关。

7. 司天与主气同、客气同的情况 按出现多少排序，司天与

主气同阳明燥金6例，太阳寒水5例，太阴湿土、少阴君火各1例；司天与客气同太阳寒水4例，太阴湿土2例，皆因例数太少没有意义。

8. 在泉与主气同、客气同的情况　按出现多少排序，在泉与主气同阳明燥金4例，太阳寒水、太阴湿土、厥阴风木、少阴君火各2例；在泉与客气同，太阴湿土5例，少阴君火3例，太阳寒水2例，厥阴风木、阳明燥金各1例，也没有统计意义。

（三）发病时的运气资料

1. 中运　按由大到少的顺序为木运不及41例，火运太过22例，水运太过8例，金运太过不足各4例，火运不足、土运太过各3例，木运太过1例。由于肺癌的患者主要为近两年患者，所以从运气学来看中运主要为木运不及和火运太过，此不应作为主要参考指标。

2. 司天　按发生例数多少而言，厥阴风木42例，少阴君火23例，太阳寒水9例，太阴湿土5例，阳明燥金4例，少阳相火3例，以厥阴风木、少阴君火多见，这是因为肺癌的患者主要为近两年患者。

3. 在泉　与司天相对应，在此不再叙述。

4. 主气　由于肺癌的患者主要为近两年患者，所以中运和司天不能很好反映发病运气学内容，只有主气可以较好地反映肺癌的发生情况，按发生的例数多少而言，阳明燥金19例，厥阴风木17例，少阳相火15例，少阴君火14例，太阴湿土11例，太阳寒水9例。说明肺癌的发生主气与阳明燥金、厥阴风木、少阳相火、少阴君火密切相关，此与出生月份的主气相近似，说明主气在阳明燥金、厥阴风木主气之时出生的患者容易患肺癌，而在阳明燥金、厥阴风木主气时容易发病。

值得注意的是通过体检发现17例肺癌患者，主气阳明燥金之时6例，少阳相火之时5例，厥阴风木之时3例，其余各1例，似乎说明在阳明燥金主气之时、少阳相火和厥阴风木主气之时（尤其少阳相火主气之时）容易检查出肺癌，反过来说肺癌容易在这个时期体检发现。

5. 运气加临 按由多到少次序而分，天符68例，太乙天符4例，天刑和小逆各4例，顺化、同天符各2例，不和、同岁会各1例。2006年、2007年和2008年为天符年，这3年患者最多，所以不能轻易地认为天符之年容易发病；2005年为太乙天符之年，生存至今仅4例；1990年发病患者3例，该年为天刑之年，2004年发病患者也为3例，此为顺化年，据此我们不能轻易地依从景岳所云“天符为执法，岁会为行令，太乙天符为贵人。中执法者，其病速而危；中行令者，其病徐而持；中贵人者，其病暴而死。虽天符岁会皆得纯正之气，焉其过元，则未免中邪也有轻重。故中岁会者轻，以行令者之权轻也；中天符者为重，以执法者之权重也；中太乙者为尤重，以三起皆伤而贵人不可犯也”来判断患者的预后。

6. 司天与主气同、客气同的情况 按出现多少排序，司天与主气同少阴君火5例，厥阴风木4例，阳明燥金2例，太阳寒水1例；司天与客气同厥阴风木7例，少阴君火2例，太阴湿土、阳明燥金、太阳寒水各2例，因为2007年、2008年的司天为厥阴风木、少阴君火，故病例数偏多，尽管如此，也没有统计意义。

7. 在泉与主气同、客气同的情况 按出现多少排序，在泉与主气同，少阳相火6例，太阴湿土3例，阳明燥金2例，少阴君火1例；在泉与客气同，少阳相火7例，阳明燥金3例，太阴湿土1例，因为2007年、2008年的在泉为少阳相火、阳明燥金，故病例数偏多，尽管如此，病例数太少，没有统计意义。

8. 出生年月与发病年月的运气加临对比　为了更深入了解哪些患者更容易得肺癌，我们对比了出生年月与发病年月的运气加临，对其5个因素重叠情况进行统计分析，按重叠因素多少排列，为3个35例，2个25例，4个13例，1个11例，5个2例；3个以上的占58%，说明如发现发病年月与出生年月运气学符合率达3个以上者时，容易发生肺癌。通过仔细分析发现，5个因素完全重叠时的2个患者中1例无1个金的因素，似乎提示即使没有金的因素生辰与发病时运气学5因素重叠也容易患病；11例1个因素重叠的患者中发病时1例2金3火、1例主运司天在泉皆为金、1例主运在泉主气皆为金，1例出生时3火1金1木，也暗示即使有1个重叠因素，如若本身含的金、火、木因素过多，也容易得肺癌。

(四)讨论

古代中医非常重视运气学，观察每年的年运、主气、司天、在泉，为判断疾病发生发展的病因病机提供依据。我们在临床中初步观察到许多肿瘤患者有其特定的发病时间，而且发病时与其生辰的运气五因素绝大多数重叠。仔细研究发现，许多患者的体质在出生时就决定了，许多患者在发病时仍保持出生时的体质，通过出生时运气学就可以多靶点用药，如此可提高辨证准确率、治疗有效率，那么能否通过运气学发现恶性肿瘤发生的内在因素是应该值得关注的，为此我们选择了肺癌作为观察对象。

我国是世界肺癌大国，而且也是肺部疾病大国，我们将今年就诊的86例原发性肺癌患者生辰运气、发病时运气做了一个初步统计，得出一些有价值的内容。

首先生辰运气学，与《内经》原著论述的不同，中运水运不及、木运不及的患者居多，临床观察发现水运不足的患者容易皮肤干燥，肺脏为娇脏也容易被燥所伤；木运不足，燥气流行，肺脏也容易被燥邪所伤，所以水运不及和木运不及的年份出生的患者容易患肺癌。从司天的角度看，六气皆可引起肺部症状，但以阳明燥金、少阴君火、太阳寒水与肺癌的发生关系最大，值得重视。主气以阳明燥金、少阴君火和厥阴风木占多数，仅阳明燥金就占26%，说明肺癌患者可能与其出生月份有关，以处暑后七日起、立冬后四日止出生的发生肺癌的患者居多，其次大寒节当日至芒种后十日出生的患者也容易得肺癌。应用运气加临来看，出生的年份与肺癌的关系不大。

发病运气学，由于所收病例主要是近3年患者，所以中运、司天、在泉的结果对该课题研究意义不大，主要观察主气。肺癌的发生主气主要与阳明燥金、厥阴风木、少阳相火、少阴君火密切相关，此与出生月份的主气相近似，说明在阳明燥金、厥阴风木主气之时出生的患者容易患肺癌，而在阳明燥金、厥阴风木主气时容易发病。同时应高度重视的是通过体检发现，肺癌患者中阳明燥金、少阳相火、厥阴风木居多，可以建议阳明燥金主气之时、少阳相火和厥阴风木主气之时进行胸部相关检查，以便早期查出肺癌。通过发病年月的运气加临来看，发病的年月对肺癌的发生影响不大。通过对生辰、发病年月运气学的司天与主气同、与客气同，在泉与主气同、与客气同等情况分析，肺癌的发生与其关系不大，不应作为肺癌研究指标。

出生年月与发病年月的运气加临对比的结果显示，重叠因素3个以上的占58%，说明如发现发病年月与出生年月运气学符合率达3个以上者时，容易发生肺癌。而且还发现即使有1个重叠因素，如若本身含的金、火、木因素过多，也有可能得肺癌，如此

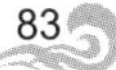

可对肺癌患者发病年份推测有重要意义。

总之，年龄在40岁以上的患者，出生时中运为水运、木运不足，司天为阳明燥金、少阴君火、太阳寒水，主气为阳明燥金、少阴君火和厥阴风木，生辰运气学与发病时运气学五因素重叠三个以上者，容易在阳明燥金、少阳相火、厥阴风木之时发病。

四、肿瘤患者证属苓桂剂者辨治体会

苓桂剂系指由苓桂为主的诸多方剂，如苓桂术甘汤、苓桂姜甘汤、五苓散、猪苓汤等，皆为治疗水饮的方剂。由于多数医生不识其主证，临证应用者甚少。笔者临证所见，各部位肿瘤皆可见证属苓桂剂者，应用苓桂剂亦多能效如桴鼓，现将笔者对该证治肤浅认识介绍与同道，请批评赐教。

（一）苓桂剂所主病机与所主脉证

苓桂剂皆由苓桂术甘汤化裁而成，苓桂术甘汤首见于《伤寒论》第67条，原文为："伤寒，若吐、若下后，心下逆满，气上冲胸，起即头眩，脉沉紧，发汗则动经，身为振振摇者，茯苓桂枝白术甘草汤主之。"《金匮要略·痰饮咳嗽病脉证并治第十二》亦云"心下有痰饮，胸胁支满，目眩，苓桂术甘汤主之"。关于本方的主治，历代医家众口一词，皆认为是脾虚兼水饮的主治方剂。《伤寒论讲义》认为本方所治之证是脾阳虚兼水气上冲，其治法为温阳健脾、利水降冲。苓桂剂其主治皆为水气上冲之证或夹痰或夹湿或夹气虚或夹气滞或夹血瘀或伴阳虚甚，其"水气上冲"是苓桂剂所主病机。心属火，为阳中之太阳，心阳不足气不化水，阴水上凌无制而为患，发为水气上冲之证，故苓桂剂所主脉证既有水气上冲之证，又见阳气不足之象。

苓桂剂所主脉证如下：

问诊：其典型脉证者有明显气由下往上冲感觉，不典型者见由下往上依次出现各症，临床以后者多见。水气上冲或起于心下胃脘（心脾阳虚），或起于脐下（心肾阳虚）。起于脐下则悸动或气自少腹上冲。起于心下则逆满，或胀或悸，或呕吐清水，有的伴嗳气，重者觉有痞块，但疼痛鲜见，卧则有胃肠振水声，依次上犯于胸则胸闷、喘憋、咳嗽，心阳被阴霾笼罩则心悸、气短、胸背疼痛、左上肢麻木或伴睡眠不安。上冲于咽与头则见咽中如有异物、口淡无味、鼻塞、视物模糊、耳鸣耳聋、头晕头痛、昏厥，甚者见癫痫。这些症状轻者可自行消失，部分患者过食生冷之品，常诱发以上症状或使症状加重，该类患者输液过多会加重病情。肢体方面表现为全身不固定部位肌肉抽动，行走时偶见下肢不听使唤，手足厥冷，握热不温，脊背较常人怕冷。其他方面表现为部分病人小便短少或不畅。

望诊：面带虚浮，其色黧黑，似水洗亦不净，或出现水斑，或局部、全身水肿。舌淡苔水滑，相当一部分患者见舌红苔黄，为化火之象。

脉诊：沉弦或伴结代脉，至少五部见弦脉，此为脉诊之要点。

我诊断苓桂剂所主脉证以脉、问诊为主，脉五部以上见弦脉、心下逆满、气上冲胸、起则头眩，是其主证。

（二）苓桂剂之证治疗原则及所用药物

《金匮要略·痰饮咳嗽病脉证并治第十二》指出“病痰饮者，当以温药和之”“夫短气有微饮，当从小便去之，苓桂术甘汤主之，肾气丸亦主之。”苓桂剂之证为阳虚水凌，其表现以水气上冲之症为主，故利水温阳是其治疗大法。个人体会本病治之始当以利水为主，温阳为辅；待症状明显好转后利水温阳并重，使症状消失，阳虚之象好转；最后以温阳为主，利水为辅调养，才不致该病复发。同时益气理气药物贯彻始终。各类药物皆应选用有抗癌作用的药物。

利水药物有茯苓、猪苓、泽泻、黑白牵牛子、龙葵、桑白皮、苡仁米、半边莲等；温阳药物有桂枝、生姜、干姜、附片、吴茱萸、肉桂等；益气药物有黄芪、党参、白术、茯苓、人参等；理气药物有枳壳、陈皮、莪术、半夏等。当水饮化热或觉胃脘部位有痞块时，加用生石膏、花粉等。

（三）苓桂剂的应用

应用苓桂剂，首先应清楚苓桂术甘汤方意及诸古方的主治。

苓桂术甘汤中茯苓有三方面作用，一是甘淡利水以消阴翳而治疗水饮腹胀咳逆；二是养心安神以定悸；三是补脾固堤以防水泛。

桂枝亦有三方面作用，一是通阳以消阴水；二是下气以降逆；三是补心阳以制水，茯苓桂枝相伍，利水消阴以通心阳，温阳益火以消阴翳。

白术助茯苓健脾厚土以制水，甘草协桂枝以温补心阳。

我临证时常在苓桂术甘汤基础上加生姜、泽泻、生黄芪、枳壳、干姜、苡仁米等加强利水温阳益气理气之功。呕吐清水者加吴茱萸；嗳气者加白芥子；胸闷喘憋咳嗽加杏仁、瓜蒌皮、细辛、五味子；心前区疼痛手足麻木加红花、茜草、旋覆花；咽中如有异物加桔梗、清半夏、吴茱萸；鼻塞加苍耳子、辛夷；耳鸣失眠头晕加生龙牡、钩藤、天麻、姜半夏、吴茱萸；头痛甚加吴茱萸、川芎、藁本、细辛；头痛目胀不已为高血压者加怀牛膝、海桐皮。

诸古方据临床不同表现各有不同主治，下列诸方可补充苓桂术甘汤之不足。

苓桂姜甘汤：由茯苓、桂枝、生姜、甘草组成，此方用于水饮潴留于胃之证。临床表现为心下悸动不安，呕吐清水，稀水样便，手足厥冷，以苓桂利水通阳，生姜加强温阳化饮之功。

五苓散：由猪苓、茯苓、桂枝、白术、甘草组成，此方用于膀胱蓄水证。临床表现为渴欲饮水，水入则吐，脐下有悸动，吐涎沫，甚者癫痫。此方为苓桂术甘汤加猪苓加强利尿之功。

苓桂杏苡汤：由茯苓、桂枝、薏仁米、杏仁组成，治疗水饮上逆夹湿浊之证。临床表现为：咳嗽痰多，头重如裹，胸满似塞，小便不利，不欲饮食，周身酸楚，以苓桂利水通阳，薏仁米祛湿降浊，水湿同治，诸症得解。

苓桂杏甘汤：为苓桂术甘汤去白术加杏仁而成。用于水气上冲，迫使肺气不利，不能通调水道，症见面目浮肿，小便不利，咳喘等。本方去白术之壅滞，加杏仁宣肺通调水道。

苓桂味甘汤：为茯苓、桂枝、五味子、甘草组成，治疗下元亏虚，肾气不摄，气从少腹上冲于胸，甚或为上厥巅疾头目眩冒，面赤如醉，心悸脉结，少气而喘，本方去白术加五味子，摄纳冲气下归于肾，敛肺止咳，补心理脉。

苓桂姜夏汤：为苓桂术甘汤去术加生姜汁、半夏，主治饮邪内结、水饮夹痰之证。脉弦而滑，痰多作呕，眩晕不支，该方加小半夏汤加强温化痰饮之功。

（四）在各部位肿瘤加减应用

许多肿瘤患者可见苓桂剂相关症状，结合部位加入相关药物会有较好治疗效果，在胃癌配合半夏泻心汤；肠癌配合六君子汤、三物黄芩汤；肺癌配合海白百冬汤、升陷汤；肝癌配合乌梅丸、一贯煎；肾癌、膀胱癌配合六味地黄丸、金匮肾气丸；胰腺癌配合乌梅丸；乳腺癌配合逍遥散；子宫卵巢癌配合桂枝茯苓丸；骨肉瘤配合阳和汤、六味地黄丸等等。

苓桂剂之证不独肿瘤能见到，内科杂证亦多见，尤以各地、县贫困地区患者居多，而且现在许多城市年轻人也较常见。临床上只要抓住“水气上冲”主证，应用苓桂剂均能取得卓效。限于篇幅，本文不列举案例，如能悟彻其中原理，则能举一反三，灵活运用。

第三讲　肿瘤外治心语

一、中医外治肿瘤的点滴体会

中医治疗肿瘤外用治法有许多，而且内容丰富、实用。

（一）肿瘤外治理论和方法简介

早在战国时期《五十二病方》就有中医外治方药，之后历朝历代都有发展，其机理就是吴师机的“外治之理即内治之理，所异者法耳”，但是外治也有许多不同于口服药物的地方，也有许多条件限制，如辨证侧重于阴证阳证、每个部位要求酸碱度不一样、必须有透皮药等等。

清朝徐灵胎指出：“若其病即有定处，在皮肤筋骨之间，可按而得着，用膏药贴之，闭塞其气，使药物从毛孔而入腠理，通经达络，或提而出之，或攻而散之，较服药尤有力。”很清楚地说出了外治法的最宜疾病和机理。

1. 外用作用机理包括以下三方面

（1）穴位及经络传导：经络是人体组织的重要组成部分，是通表里、上下的一个独特系统，外与皮肤肌腠相连，内与五脏六腑相接，用中药外敷有关穴位，既有穴位刺激作用，又通过经络使药物充分发挥其功效。

（2）皮肤透入：药物通过敷、贴、涂、擦、熏、蒸、洗、浴等，透过表皮屏障，由于真皮下有90%是血管，药物可迅速达到五脏六腑而至全身。外用药最大优点是避免药物对胃肠道及对肝脏的损害，药物的利用度高。

（3）黏膜吸收：从鼻、眼、口及前后二阴给药的，多从黏膜吸收。其外治方法包括塞鼻、点眼、含漱、喷雾、灌肠、阴道坐药等。

2. 外用药物选择及赋型剂特点 中药外敷药物多用辛辣、芳香、气味浓烈的窜透性药物和活血化瘀力强的药物，这些药物多能透皮吸收。因为大多数补益药物难以透皮吸收，所以在外用药中较少选用。中医外用不是不能补益，而是能迅速补益，主要方法为艾灸，艾灸是非常好的补益方法，大家要深刻理解并应用它。

赋形剂的选择：常用的赋型剂为水调药末、酒和醋调敷；也有蜜制剂，蜂蜜天然吸收剂。常用剂型为散剂、膏药（巴布剂）、栓剂、酊剂、油剂、水剂。如在外敷后再配合温熨，疗效会更好。

3. 肿瘤外用中药的优势 外用药可直接作用于皮肤筋肉之间的部分肿瘤，力量大、起效快；外用药解决了部分肿瘤患者口服中药困难的问题；外用药可选许多治疗肿瘤的毒性药，有副反应马上可以去掉。

4. 肿瘤外治法常用给药途径 局部皮肤穴位、鼻、口、脐部、阴道、直肠。外治法的具体治法有搐鼻法、涂抹法、肺部熏吸法、针刺拔罐法、脐疗法、纳肛法、坐浴法、阴道给药、针灸法、泡洗法等。

5. 注意事项 应用外用药物应注意选药对部位的刺激性，否则患者难以接受；注意根据作用部位调酸碱度，如鼻腔给药的pH值为7.4，以减少药物副反应；注意给药持续时间和药物作用持续时间，以便合理用药；不同部位所选用的剂型不同，应根据部位选用最适合的剂型，最大限度地提高疗效。

（二）中药外用消抑肿瘤

我在书中多处强调要辨清肿瘤是阴证还是阳证，要对证用药，否则会促进肿瘤生长。

1. 阴证或平证肿瘤的外用药 阴证或平证肿瘤的外用药：肉桂末 90g（单包）、麝香 1g（单包）、川乌 90g、草乌 90g、海浮石 120g、海藻 120g、壁虎 90g、山慈菇 90g、蜈蚣 30g、猫爪草 90g、夏枯草 120g。非腹盆腔肿瘤可加青皮 90g、乳香 90g。肉桂研细末，过筛，留极细末与麝香混匀备用；其余药煎两次，去渣，留汁浓缩成稠膏，如蜂蜜状（药汁可用微波炉去水分），药冷却后加肉桂、麝香，混匀，备用。每次取少许，涂在大块橡皮膏上，敷在肿瘤体表部位，每次 4~24 小时，每日 1 次。副反应：皮疹、少数水泡、渗液，严重者可停用几天，待皮疹消失后再用，出现皮疹者加苯海拉明霜，出现渗液者加马齿苋。治疗皮下、四肢、胸腹盆腔肿物，腹盆腔肿瘤大网膜切除者不建议应用。如肿瘤反复，坚硬如石者，可将小金丸掺入药膏中，一起应用，肿物会继续缩小。

2. 阳证肿瘤的外用药 肉桂末 90g（单包）、川乌 10g、海浮石 120g、海藻 120g、壁虎 90g、山慈菇 90g、蜈蚣 30g、猫爪草 90g、夏枯草 120g、蚤休 60g、苦参 60g。非腹盆腔肿瘤可加青皮 90g、乳香 90g。煎煮法用法同阴证。重视灸敷在局部的药膏，可以事半功倍。如肿瘤控制不理想，可在药膏中加入西黄丸。

3. 肿瘤破溃的外用药 壁虎 6 条，蜈蚣 4 条，蝎尾 10 条，青黛 6g，百草霜、硼砂、白芷、血竭、硇砂、乳香各 9g。研细末，外用，每次 6g，每日两次，可使肿块缩小、癌疡恢复。肿瘤破溃一般元气大虚，应同时注意补元气。

4. 胸膜间皮瘤的外用药 因为胸膜间皮瘤位在胸膜，属阴证，故用阴证外用药加丝瓜络60g、川椒目60g，外敷胸部，每日一次，煎煮法用法同阴证。

5. 放疗后肿瘤复发外用药　因为放疗处的皮肤色素沉着，不耐刺激、遮捂等，故采用油剂。用海浮石150g、壁虎粉150g、生大黄60g、草乌10g、紫草90g、生黄芪120g、当归90g、夏枯草120g、山慈菇120g、土元30g、海藻150g、炙麻黄30g、补骨脂90g、猫爪草90g、蜈蚣30条、乳香末90g、没药90g、肉桂末90g、冰片10g。炮制法为先将海浮石、壁虎、生大黄、草乌用油煎，煎半小时后去掉药渣，用所煎之油煎紫草、生黄芪、当归、夏枯草、山慈菇、土元、海藻、炙麻黄、补骨脂、猫爪草、蜈蚣，煎半小时后去掉药渣，待油放置正常温度后，加入乳香末、肉桂末、冰片，搅匀，放7天后即可使用，一般涂局部4~6小时后擦掉，每日可使用多次。注意：植物油量要少，才能保证效果好。

6. 直肠肿瘤或乙状结肠肿瘤、子宫肿瘤的外用药　海浮石120g、海藻120g、壁虎90g、山慈菇90g、蜈蚣30g、猫爪草90g、夏枯草120g、马齿苋90g、胆南星90g、清半夏60g。水煎，灌肠；或蜜丸纳入肛门或阴道。

肠道和阴道疾病属火者多见，所以用药千万要注意酸碱度和勿用刺激性强的药物，否则患者寝食难安，不能接受。

（三）中药外用治疗肿瘤放化疗副反应

1. 白细胞低下　附片10g、当归10g、肉桂10g、干姜10g、血竭4.5g，研末，敷脐，每日一次，每次24小时。

2. 腹泻　化疗腹泻用五倍子研末敷脐，每日一次，每次24小时。放疗腹泻用云南白药敷脐，每日一次，每次24小时；或用煨葛根30g、黄芩10g、黄连3g、丹皮10g、桃仁10g、赤芍10g、马齿苋30~50g、党参15g，水煎灌肠，每日一次。

3. 肿瘤化疗呕吐、胃胀 将苏梗、枳实等份，研细末，取适量敷脐，每日一次，每次24小时。该方治疗化疗引起的呕吐，弥补了西医化疗的不足，如食欲差、厌油腻、迟发性呕吐、头疼、便秘等。

4. 便秘 肿瘤患者引起便秘的原因很多，可用大承气汤（大黄、芒硝、枳实、厚朴）研磨醋调敷脐；或针刺腹结穴、支沟穴、足三里等；或用蜜煎导纳肛；或用刺血拔罐疗法。

5. 化疗药物外渗溃烂或静脉炎、放疗后皮损 紫草、当归、红花、生黄芪、生大黄、白及等份，用清香油煎10分钟，泡半小时后，留油备用，用时将油涂患处，可每日多次。

6. 化疗后手足麻木 奥沙利铂引起的手足麻木多为寒伤经脉气血不通引起的，可用黄芪桂枝五物汤加减。黄芪30g、桂枝10g、赤白芍各15g、当归12g、鸡血藤20g、红枣10g、茯苓12g、土元3g、豨莶草30g，水煎服，每日一剂；或加川乌10g、草乌10g，水煎外洗。足心痒者加首乌30g、防风30g。紫杉醇或卡培他滨引起的手足麻木很顽固，考虑是湿热引起的，用地龙15g、苍耳子12g、防己12g、滑石15g、秦艽10g、丝瓜络10g、蚕沙12g、黄连3g、威灵仙30g、海风藤30g、苍术10g、薏米30g，水煎外洗，每日一剂，起效较慢，要坚持外洗二十余天后会有疗效。

7. 手足皲裂 易瑞沙容易引起手足皲裂，为燥邪引起的，用生地30g、紫草20g、百合30g、桑叶10g、黄芪30g、当归20g，水煎洗手，每日一剂。

8. 口腔溃疡 化疗后或头颈部放疗，会引起口腔溃疡，导致进食困难，用二香油外喷，或康复新口服液外用，配合封髓丹口服，效果满意。

二香油为香油1两，九香虫10个，用香油炸九香虫至九香虫黑透，停止加热，取虫留油备用。封髓丹药物组成为盐黄柏、砂仁、生甘草，蒲辅周前辈极力推崇该方，治疗口腔溃疡，效果很好。

（四）中药外用治疗肿瘤并发症

1. 癌痛的治疗 用刺血拔罐既可治疗所有癌痛，也可用来治疗爆发痛，缓解疼痛快且强。淋巴结转移引起者，用阴证外用方加乳香 60g、没药 60g；骨转移引起者，用阳证外用方加土元 30g、菊花 60g、乳香 60g、没药 60g；脏器疼痛，要分阳证、阴证用药，最好在处方中加入乳香、没药。要重视药物热灸，上述药膏敷在局部后进行热灸，相对而言要费事些，但效果明显要好。

此外，鼻腔给药：细辛 3g、肉桂 3g、蜈蚣 3 条，研细末，喷鼻，每日可多次。该方止痛明显快于西药，一般半分钟就能起效，缺点是止痛时间短暂，止痛作用弱，可用于救急，协助止痛。

也可用针刺止痛，选郗穴配合子午流注选穴，起效也快，效果也可。

2. 胸水的治疗 在这里必须记住祖宗遗训："诸病水液，澄澈清冷，皆属于寒。"后世医生不能理解该句的含义，衍生出许多治疗胸水治法，或有效或无效，后学难从，其实许多肿瘤引起的恶性积液多为清亮透明的，除非淋巴管受损引起乳糜胸腹水。那么必须认识到"水不是水，是寒"，这是思维突破，如此对恶性积液的治疗将起到由繁返简之功。在治疗恶性积液时主要看水是浑浊还是清亮，不必重点考虑患者恶性积液局部是寒还是热。

治疗胸水用阴证外用药加丝瓜络 60g、川椒目 60g、莪术 60g，外敷胸壁，每日一次。

3. 腹水的治疗 用黄芪 10g、细辛 3g、川椒目 10g、桂枝 10g、龙葵 10g，研细末。每次取少许，敷于神阙穴，点燃艾绒灸之，第 1 次灸 2 小时，第 2 次以后每次灸 1 小时，灸后将药留在神阙穴，每日一次，灸后局部用红花油涂抹防烫伤。

4. 肿瘤引起的不全肠梗阻的治疗 肉桂末 90g、川乌 60g、草乌 60g、海浮石 120g、海藻 120g、壁虎 60g、山慈菇 60g、蜈蚣 10g、猫爪草 90g、夏枯草 30g，用法见肿瘤外用药。注意不可过用通便药、攻下药，否则会引起肠扭转坏死。

这些是我的点滴治疗体会，仅供大家参考。

二、刺血拔罐治疗肿瘤及其他疑难病证研究

刺血（刺络）拔罐法是指用三棱针、陶瓷片、粗毫针、小眉刀、皮肤针、滚刺筒、注射器针头等，先按病变部位的大小和出血要求，按刺血法刺破小血管，然后拔以火罐，可以加强刺血法的效果。张子和曾有论述“针刺放血攻邪最捷”。放血疗法治疗的范围不断扩大，用于治疗疾病已达百余种，遍及临床内、外、妇、儿、五官、皮肤等各科，并取得了较大进展。刺血拔罐在中医传统理论中有祛邪解表、急救开窍、泻火解毒、祛瘀通络、调和气血和排脓消肿等功效。

（一）刺血拔罐治疗疑难病概况

1. 操作方法

（1）准备材料：玻璃火罐两个（备用一个）或气罐一套，根据部位，选择号型，镊子一把，95%酒精一小瓶（大口的），棉花球一瓶，火柴一合，新毛巾一条，香皂一块，脸盆一个，无菌 7 号注射针头。

（2）术前检查：检查病情，明确诊断是否合乎适应证。检查拔罐的部位和患者体位，是否合适。检查罐口是否光滑和有无残角破口。

（3）操作方法：先选穴位，原则为局部压痛点、结节、特殊穴位等，先用干净毛巾蘸热水将拔罐部位擦洗干净，再用注射器针头在穴位附近刺血十余处，然后用镊子镊紧棉球稍蘸酒精，火柴燃着，用闪火法，往玻璃火罐里一闪，迅速将罐子扣在皮肤上或用气罐扣在皮肤上，加压造成负压。

（4）留罐时间：10 分钟左右比较合适。

（5）起罐：左手轻按罐子，向左倾斜，右手食、中二指按准倾斜对方罐口的肌肉处，轻轻下按，使罐口漏出空隙，透入空气，吸力消失，罐子自然脱落。

（6）火力大小：火力大小也要掌握好。酒精多，火力大则吸拔力大；酒精少，火力小则吸拔力小。还有罐子叩得快则吸力大；叩得慢则吸力小。

（7）间隔时间：可根据病情来决定。一般讲来，慢性病或病情缓和的，可隔日一次。病情急的可每日一次，例如发高烧、急性类风湿，或急性胃肠炎等病，每日一次、二次，甚至三次，皆不为过，但留罐时间却不可过长。

（8）部位：肩端、胸、背、腰、臀、肋窝以及颈椎、足踝、腓肠肌等肌肉丰厚、血管较少的部位，皆可拔罐。另外还可根据病情、疼痛范围，可拔 1~2 个火罐，或 4~6 个甚至 10 个玻璃火罐。

2. 注意事项

（1）体位需适当，局部皮肉如有皱纹、松弛、疤痕凹凸不平及体位移动等，火罐易脱落。

（2）根据不同部位，选用大小合适的罐。应用投火法拔罐时，火焰需旺，动作要快，使罐口向上倾斜，避免火源掉下烫伤皮肤。应用闪火法时，棉花棒蘸酒精不要太多，以防酒精滴下烧伤皮肤。煮水罐时，应甩去罐中的热水，以免烫伤病人的皮肤。

（3）在应用针罐时，需防止肌肉收缩，发生弯针，并避免将针撞压入深处，造成损伤。胸背部腧穴均应慎用。

（4）在应用刺血拔罐时，针刺皮肤出血的面积，要等于或略大于火罐口径。出血量需适当，每次总量成人以不超过 10ml 为宜，必要时可放 100ml 左右。

（5）在使用多罐时，火罐排列的距离一般不宜太近，否则因皮肤被火罐牵拉会产生疼痛，同时因罐子互相排挤，也不宜拔牢。

（6）在应用走罐时，不能在骨突出处推拉，以免损伤皮肤，或火罐漏气脱落。

（7）起罐时手法要轻缓，以一手抵住罐边皮肤，按压一下，使气漏入，罐子即能脱下，不可硬拉或旋动。

（8）拔罐后针孔如有出血，可用干棉球拭去。一般局部呈现红晕或紫绀色（瘀血），为正常现象，会自行消退。如局部瘀血严重者，不宜在原位再拔。如留罐时间过长，皮肤会起水泡，小的不需处理，防止擦破引起感染；大的可以用针刺破，流出泡内液体，涂以龙胆紫药水，覆盖消毒敷料，防止感染。

（9）要仔细询问患者或家属有无凝血异常、血小板减少病史，有无精神病病史等。

3. 怎样避免火罐烫伤　临床实践告诉我们，造成火罐烫伤的主要原因是酒精用得过多，滴在罐内皮肤，烫起一片血泡；火焰烧热罐口，容易叫罐口烙伤皮肤。留罐时间过长，容易拔起白水泡。前两种是真正烫伤，后一种不是烫伤。那么能不能避免火罐烫伤呢？能，完全能够，但必须采取如下措施：

（1）涂水：在拔罐地方，事前先涂些水（冬季涂温水）。涂水可使局部降温，保护皮肤，不致烫伤；

（2）火焰朝罐底：酒精棉球火焰，一定要朝向罐底，万不可烧着罐口，罐口也不要沾上酒精；

（3）留罐时间短：缩短留罐时间，不要过长，过长容易吸起水泡，一般3~5分钟即可，最多不要超过10分钟。

4. 适应证、主穴与禁忌证

（1）适应证及主要穴位

①呼吸系统

急性及慢性支气管炎、哮喘、肺水肿、肺炎、胸膜炎，主穴：大杼、风门、肺俞、膺窗。

②消化系统

急性及慢性胃炎、胃神经痛、消化不良症、胃酸过多症，主穴：肝俞、脾俞、胃俞、膈俞、章门。

急性及慢性肠炎，主穴：脾俞、胃俞、大肠俞、天枢。

痔疮，主穴：腰俞、八髎。

③循环系统

高血压，主穴：肝俞、胆俞、脾俞、肾俞、委中、承山、足三里。重点取背部及下肢部。

心律不齐，主穴：心俞、肾俞、膈俞、脾俞。

心脏供血不足，主穴：心俞、膈俞、膏肓俞、章门。

④运动系统

颈椎关节痛、肩关节及肩胛痛、肘关节痛，主穴：压痛点、硬结及其关节周围拔罐。

背痛、腰椎痛、骶椎痛，髋痛，主穴：疼痛部位、硬结及其关节周围拔罐。

膝痛、踝部痛、足跟痛，主穴：在疼痛部位及其关节周围，用小型玻璃火罐，进行拔罐。

肩周炎，主穴：曲池、曲泽（任选一穴），肩部阿是穴。

痛风，主穴：太冲、公孙、局部红肿处。

⑤神经系统适应证

神经性头痛、枕神经痛，主穴：大椎、大杼、天柱（加面垫）、至阳。

肋间神经痛，主穴：章门、期门及肋间痛区拔罐。

坐骨神经痛，主穴：秩边、环跳、委中。

风湿劳损引起的四肢神经麻痹症，主穴：大椎、膏肓俞、肾俞、风市，及其麻痹部位。

颈肌痉挛，主穴：肩井、大椎、肩中俞、身柱。

腓肠肌痉挛，主穴：委中、承山及患侧腓肠肌部位。

面神经痉挛，主穴：下关、印堂、颊车，用小型罐，只能留罐6秒钟，起罐，再连续拔10次到20次。

膈肌痉挛，主穴：膈俞、京门。

⑥妇科方面

痛经，主穴：关元、气海、阿是穴。

闭经，主穴：关元、肾俞。

月经过多，主穴：关元、子宫。

白带，主穴：关元、子宫、三阴交。

盆腔炎，主穴：秩边、腰俞、关元俞。

⑦外科皮科方面

疖肿，主穴：身柱及疖肿部位，小型罐加面垫拔。

多发性毛囊炎，主穴：至阳、局部小型罐加面垫拔。

下肢溃疡，主穴：局部小型罐加面垫拔。

急性乳腺炎，主穴：局部温开水新毛巾热敷后，用中型或大型火罐拔，可连续拔5~6次。

高热，主穴：大椎，配合耳后放血。

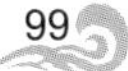

慢性前列腺炎：次髎。

痤疮：足大、中、次趾趾腹点刺放血加背部反应点点刺拔罐。

股骨头坏死，主穴：膈俞、环跳、阳陵泉，刺血拔罐艾灸。

单纯脾大，主穴：肝俞、膈俞、脾俞、胃俞，刺血拔罐艾灸。

（2）拔罐的禁忌证：抽搐、痉挛、皮肤过敏或溃疡破损处、凝血异常、血小板减少病史、精神病病史；肌肉瘦削或骨骼凹凸不平及毛发多的部位不宜应用；孕妇腰骶部及腹部均需慎用。

（二）刺血拔罐艾灸治疗肿瘤研究

刺血拔罐方法治疗许多临床难以解决的疑难病，在肿瘤也是如此，我在应用刺血拔罐的同时，再加上艾灸，效果相当满意。

艾灸在下面的章节中我将重点介绍，肿瘤是外科病，中医学认为外科病的病机就是气血不和，刺血拔罐可将邪气引出，祛除瘀血，调畅气机，之后艾灸可促进血液循环，防止邪气聚集，而且艾灸可恢复脏腑功能，在治疗肿瘤方面较单纯刺血拔罐效果要好。

1. 操作方法 在注射器刺血之前，先用针在相应穴位上针刺，留针 2~3 分钟，使其气血聚于局部，然后刺血拔罐。在刺血拔罐后立即用艾卷对放血处进行艾灸，一般视情况灸治 20~40 分钟。

2. 适应证及主穴

（1）肿瘤引起的疼痛：中医学认为，不通则痛，痛则不通，通过刺血拔罐艾灸可以使血气得畅，邪热得出，正气得助，疼痛消失。

①肿瘤浸润引起的疼痛，主穴：体表局部压痛点。

案例介绍：

案一 朱某，男，32 岁，盆腔黏液腺癌术后复发，侵及直肠骶尾椎，引起骶尾椎疼痛，疼痛导致睡眠困难，诸药无效，用刺血拔罐艾灸骶尾椎压痛点，一次就疼痛明显缓解，第二次疼痛继续缓解但出现左下肢行走障碍，继续治疗5次后疼痛若失。

案二 李某，男，60岁，为鼻咽癌放疗后肿瘤复发侵犯颅底，引起右侧太阳穴、面颊疼痛，用硫酸吗啡控释片，60毫克，每日两次，不能缓解疼痛。用此方法选太阳穴、下关等穴位，一次疼痛即缓解。

案三 某中年女性，为胰腺癌腰部疼痛，已不能行走，予腰部疼痛处刺血拔罐艾灸一次后，疼痛明显缓解，即可离开轮椅行走。

②骨转移疼痛，主穴：体表局部压痛点

案例介绍：

案一 朱某，男，58岁，为肺腺癌肝骨转移患者，左股骨远端转移，予骨转移灶放疗，疼痛不但没有缓解反而加重，以至左下肢不能移动，患者虽为军人但惧怕针刺，口服吗啡类药物无效，无奈之下接受刺血拔罐艾灸，一次后即能活动左下肢，但不敢着地，两次后即能下地但不敢行走，三次后可以行走。

案二 张某，女，38岁，乳腺癌脊椎转移，在予脊椎水泥灌注后出现左下肢疼痛剧烈，超敏，拒按触，已两月，每日以泪洗面，痛苦不堪，无法睡眠，两眼布满血丝。经人介绍找余治疗，首先予阳陵泉、委中、环跳等穴位放血拔罐，20分钟后疼痛缓解，可以用手按其患肢，下午5时又给其刺血拔罐艾灸一次，疼痛大减，自己高兴地回家了。

（2）下肢活动受限或无力：肝主筋，血荣筋，通过调理脾经合穴等穴位可以养血舒筋，促进功能恢复。

下肢屈伸不力，主穴：阴陵泉、阳陵泉、三阴交或加环跳。

案例介绍：

案一　徐某，女，50岁，肺泡癌脑骨转移，在右股骨大转子处有转移灶。就诊时患者自述，两腿上楼时抬起无力。予阴陵泉、阳陵泉、三阴交刺血拔罐艾灸两次后患者上楼已无困难，至今3月未再述不适。

案二　高某，女，58岁，为肺腺癌脑骨转移。患者哭诉，右脚不听使唤，不能主动钩鞋穿鞋，甚是恐惧。予环跳、阳陵泉、阴陵泉刺血拔罐两次后此疾即失。

案三　赵某，男，62岁，为肺鳞癌患者。患者述两下肢软无力行走，予环跳、阴陵泉、阳陵泉刺血拔罐艾灸，配合神阙、气海、关元艾灸，一次就述症状明显缓解。

（3）乳腺癌术后上肢肿胀：中医学认为“血不利则为水”，通过刺血拔罐可使血利肿消。

上肢肿胀，主穴：手太阴肺经穴位为主，可配合患肢其他经穴。

案例介绍：

案一　彭某，女，50岁，为乳腺癌术后。因患肢过度用力出现明显肿胀，无红肿热痛，口服、外用药物一月无效。予针刺拔罐艾灸肺经穴位为主，兼其他经穴，配合患肢由远端到近端按摩，历经20天后上肢肿胀消失。中医学认为“血不利则为水,”肢体局部肿胀多因气滞血瘀、经络壅塞所致，使局部伤处气血畅通，则肿痛自可消除。刺血拔罐可以疏通经络中壅滞的气血，自然患肢肿胀就会消失。该患者开始放血时排出的是黑血，之后曾出现半透明的白色液体。

（4）放疗后耳聋：放疗是热邪，鼻咽癌放疗出现的耳聋是由于热邪损伤耳部神经而引起。

放疗后耳聋耳鸣，主穴：下关、风市。

案例介绍：

案一 张某，男，60岁，因鼻咽癌放疗后引起右耳听力下降，直至耳聋，同时发现外耳道出血后则听力稍有恢复。考虑放疗是热邪，鼻咽癌放疗出现的耳聋是由于热邪损伤耳部神经而引起，耳道出血时热随血而外泄，故耳聋减轻，予下关、风市刺血拔罐，起罐的同时即见明显减轻，两次后听力基本恢复正常。

（5）恶性肿瘤：癥瘕积聚的病理变化实质是气滞血瘀。针砭放血可以疏通经络、调畅气血，使气滞血瘀的病理变化减轻或消失，而起到活血化瘀消瘕的作用。

恶性肿瘤，主穴：病灶局部，病属邪热者加耳后静脉。

案例介绍：

案一 陆某，男，38岁。患右上肢上皮样间质肉瘤，多次化疗无效，遂将右上肢及右肩胛骨切除，之后在肩部胸壁出现多发散在皮肤转移，大小如蚕豆，皮色红，用中药清热解毒散结抗癌无效，肿物继续增大且刺痛。据临床辨证，证属火热，予局部刺血拔罐、耳后静脉放血，第二天即出现肿物略有缩小，疼痛消失，10天后肿物缩小大半。

案二 潘某，女，38岁，为乳腺癌第4、5椎转移患者，MRI显示肿物略压迫神经根出现脊髓压迫症状，大小便困难，右半侧臀部疼痛，尾骨到足跟麻木，辗转全国各地，遍请名医，病情不轻反重，丧失继续生活信心。经人介绍到我院就诊，我让学生予腰阳关、关元俞刺血拔罐艾灸，一次后大小便通畅，臀部疼痛减轻，麻木好转，回家后自己继续刺血拔罐艾灸，半月后右半侧臀部疼痛消失，只有尾骨麻木，没有酸痛感觉，一月后坐卧走都没问题，只是感觉不对劲，轻轻跺脚，脚后跟及小腿有麻木的感觉。

（6）不全肠梗阻、便秘：不全肠梗阻、便秘为脾虚、气机痞塞所致，通过刺血拔罐艾灸可使脾得补、气得畅，较单纯药物、针灸效果要好一些。

不全肠梗阻、便秘，主穴：腹结、大横、足三里、脾俞、八髎、腰俞等。

案例介绍：

案一　王某，女，56岁，为胃癌术后复发出现肠粘连、不全肠梗阻，肠梗阻为多个部位。在我院找多位中医内科老教授会诊，往往第一剂药大便通畅，而两三天后再次梗阻，专家拒而不疗，40天后我经人介绍去诊治，时见患者面色苍白，言语无力，7天来只有一次矢气，外科主治医生告知患者已经不能口服药物，我让学生予腹结、大横、足三里、脾俞、八髎、腰俞刺血拔罐艾灸，下午5时结束治疗。第二天早晨诊视患者时，述昨晚7时排出大量宿便。

案二　刘某，女，34岁，为乳腺癌术后化疗后已两年余。患者自述乳腺癌检查正常，但手术后没有便意，大便一直不能自行排除，每日靠甘油灌肠剂排便，腰骶椎MRI未见转移，肛门指诊诊为混合痔，予脾俞、八髎、腰俞局部刺血拔罐艾灸两次后已有便意，能自行排便，混合痔明显好转。

（7）胃瘫、进食水呕吐：胃瘫、进食水呕吐不仅是脾胃虚弱的问题，而且还肾虚，治疗应该补肾、健脾。

胃瘫、进食水呕吐，主穴：脾俞、胃俞、足三里等。

案例介绍：

案一　某男，一位中年老师。食管癌术后化疗后，不进食水，食欲全无，每天仅靠营养支持治疗，已月余，中西药物已用遍，我予金匮肾气丸、六君子汤、左金丸、旋覆代赭汤加减，3剂后仅有饥饿感，仍不能进食，予脾俞、胃俞、足三里刺血拔罐，配合艾灸关元、中脘、气海，仅一次就能进食，精神大为好转。

3. 据血色指导辨证 我们在刺血拔罐中发现血的颜色不同、量的多少不一，而且可以在罐口罐壁出现水气，甚至引出的是水，起罐后局部可表现为暗紫色、水泡等。这些说明了什么？其实在《灵枢经·血络论第三十九》曾有记载。“黄帝曰：刺血络而仆者何也？血出黑而浊者何也？血出清而半为汁者何也？发针而肿者何也？血出若多若少而面色苍苍者何也？发针而面色不变而烦悗着何也？多出血而不动摇着何也？愿闻其故。岐伯曰：脉气盛而血虚者，刺之则脱气，脱气则仆。血气俱盛而阴气多者，其血滑，刺之则射；阳气蓄积，久留而不泻者，其血黑以浊，故不能射。新饮而液渗于络，而未合和于血也，故血出而汁别焉；其不新饮者，身中有水，久则为肿。阴气积于阳，其气因于络，故刺之血未出而气先行，故肿。阴阳之气，其新相得而未和合，因而泻之，则阴阳俱脱，表里相离，故脱色而苍苍然。刺之血出多，色不变而烦悗者，刺络而虚经，虚经之属于阴者，阴脱故烦悗。阴阳相得而合为痹者，此为内溢于经，外注于络，如是者，阴阳俱有余，虽多出血而弗能虚也”。可以解释为血虚患者容易出现晕厥；气血盛者则易出现血射现象；瘀血久而夹热者，血黑且污浊；有新饮，则血出夹有水液；饮病久，身内有积液，局部容易出现水泡；水邪在体表，刺血可能造成局部水肿。临床上的确如此，患者体壮则血出多而快；血黑而凝固者，多为血瘀重且夹热，起罐后皮肤紫暗；体内有水气或过于寒湿，则罐口罐壁出现水气或液珠或针眼处出现气泡；如有积液（多为恶性积液），不论在何处刺血拔罐都可以见到水与血分层现象或单纯引出清亮的液体，在胸壁刺血拔罐极易留下水泡；四肢胸背皮下水肿，刺血拔罐后容易出现治疗处的局部明显水肿；出血多而心烦意乱者是因为针伤及经脉（动脉或静脉），而不是伤及浅表的毛细血管。同时发现身体弱者容易晕厥，对这类人群刺血拔罐要慎重。

三、灸法在疑难杂证和肿瘤治疗中探究

（一）灸法概论

灸法早在战国时期《内经》就有记载，历代著名的医家如孙思邈、王焘、窦材、张景岳、李梴、金冶田等皆有研究和重要发挥，但近年来中医厚针薄灸的思想影响了其临床应用，殊不知灸法治病效捷而著，灸法非鸡肋，不用太可惜。灸法应用的基础是经络学说，《灵枢经》开篇就创立“经络学说”，经文中所谓的“微针”并不是特指针刺疗法，而是指具有“调理经气、疏通经脉”作用的治疗方法的代名词。其中，灸法是“经络学说”的重要组成部分，所以“针灸”两个字经常同时出现。施灸所用的艾草，来源非常广泛，价格极为便宜；治疗时，取穴简单，理论便于记忆，方法易于掌握，而且疗效甚佳，具有防病、治病的双重功效。经文中对于灸法的治疗范围和原则有着明确的记载：“针所不为，灸之所宜；阴阳俱虚，火自当之；经陷下者，火则当之；经络坚紧，火所治之，陷下则灸之；络满经虚，灸阴刺阳，经满络虚，刺阴灸阳。”战国时的孟子曾说：“七年之病，求三年之艾。”说明“灸法”在春秋战国以前就已经在民间广泛应用了。

孙思邈年轻时不信艾灸，直至晚年才对艾灸有深刻认识。《千金方》云：“艾火可以灸百病，杀鬼邪。”并说：“凡入吴蜀地游宦，体上常须三两处灸之，勿令疮暂瘥，则瘴疠温疟毒气不能着人，故吴蜀多行灸法。”在《枕上记》中也有“艾火漫烧身（艾火可以使全身的经脉畅通）的说法。俗语云：“若要丹田安，三里常不

干。”所谓“三里常不干”，就是经常对“足三里穴”施以化脓灸，使穴位经常流脓（常不干），也就是“勿令疮暂瘥”的意思。传统中医的“灸疮流脓”与西医的“感染发炎”是两回事，“感染发炎”必须做伤口消毒处理，否则易得菌血症、败血症；而“灸疮流脓”只需贴块纱布吸脓即可，以免弄脏内衣，生活起居都不妨碍，因为所灸的都是强壮穴，灸后局部气血充盛，免疫力极强，所以，绝不会转变为西医的“感染发炎”，出现红肿热痛的症状。在传统中医理论中，脾的功能之一就是“主肌肉”和“主统血”，重灸中脘穴，可以很快恢复脾的功能，所以，流血不止或伤口难以愈合的情况也就不会发生了。针刺疗法虽有“补泻、迎随”的道理，但一般只可以治疗“不盛不虚”的症状；而灸法则不问虚实寒热，都可以使用灸法，只是施灸的穴位和方法有所区别罢了。

推崇艾灸的不只孙思邈，王焘在《外台秘要》中说：“至于火艾，特有奇能。虽曰针、汤、散皆所不及，灸为其最要。……此之一法，医之大术，宜深体之，要中之要，无过此术。”《外台秘要》卷三十九说：“故汤药攻其内，以灸攻其外，则病无所逃，知火艾之功，过半于汤药矣。”

窦材是宋代大医学家，是历史上少数不认同张仲景的医学家之一，他极力推崇艾灸，在其所著《扁鹊心书》云：“医之治病用灸，如做饭需薪”“真阳元气虚则人病，真阳元气脱则人死。保命之法，灼艾第一，丹药第二，附子第三。人至三十，可三年一灸脐下三百壮；五十可两年一灸脐下三百壮；六十可一年一灸脐下三百壮，令人长生不老。余五十时常灸关元五百壮……遂得老年健康。中风病，方书灸百会、肩井、曲池、三里等多无效。此非黄帝正法，（若）灸关元五百壮，（则）百发百中。中风者，乃肺肾气虚，金水不生，灸关元五百（大）壮（必愈）。”主张大病长灸、重灸，“世俗用灸，不过三五十壮，殊不知去小疾则愈，驻命根则难。”“凡大病宜灸脐下五百壮，补接真气，即此法也，若去风邪四肢小疾，不过三五七壮而已。”延年益寿也应灸之，“人于无病之时，常灸关元、气海、命关（食窦穴）、中脘……虽未得长生，亦可保百余年寿矣。”

明·杨继洲曾说过：“病在肠胃，非药而不能以济；在血脉，非针此不能以及；在腠理，非灸爇熨不能以达。”明确了腠理疾病必灸的重要性；明·李梴《医学入门》说：“虚者灸之，使火气以助元阳也；实者灸之，使实邪随火气而发散也；寒者灸之，使其气复温也；热者灸之，引郁热之气外发，火就燥之意也。”阐述了无论疾病寒热虚实皆可灸的机理。善用灸法，必须懂得“十四经脉”以及“阴阳”的变化规律，若要懂“十四经脉”，就必须懂得针法。“言针则寓灸，言灸则随针”，针与灸并用，同时又懂得用药，才算是一个合格的中医。目前通读过经典的中医不到30%，懂经典会用针者寥寥无几，更别说用灸了，这真是中医界的悲哀。其实早在唐代孙真人就指出：“其有需针者，即针刺以补泻之；不宜针者，直尔灸之，此为良医。若针而不灸，或灸而不针，皆非良医也。针灸不药，药不针灸，尤非良医也。但恨下里间知针者，鲜耳！……学者需深解用针，燔针白针，皆须妙解，知针知药，固是良医。”

灸法对一些寒湿痹痛，或久病体弱者，可以促其产生温热，发挥温通气血、宣经活络、回阳补虚、祛寒逐湿的作用。灸法不仅能够治病，而且能够预防疾病，具有增强机体抵御外邪的功能，也就是目前常说的“增强机体免疫功能”。

近代针灸书上说热证、实证不可灸，缪矣。早在《灵枢经·背腧第五十一》就指出“乃其俞也，灸之则可……气盛则泻之，虚则补之，以火补者，勿吹其火，须自灭也。以火泻者，急吹其火，传其艾，须其火灭也”，艾灸不仅可以大扶其正，而且可以泻其火，补泻就在所选穴位和艾灸时间长短、方法之间变化，学者需明知。

在此不论针法，只谈灸法。基于多年的临床实践，我认为：隔物灸不如直接灸。隔物灸只能治疗病情较轻的疾病，而对于重证、危证，隔物灸无异于隔靴搔痒。所以，即用直接灸，就必须重灸，对于糖尿病、高血压、哮喘、气管炎、肺结核、中风、心脏病、慢性肾病、类风湿、强直性脊柱炎、癌症等西医说的不治之症，通过重灸关元、气海、神阙、中脘等穴，都可以取得显著疗效。

（二）常用穴位介绍

1. 关元穴

位置：由脐中心至耻骨联合上缘，作为五寸，仰卧，当脐下三寸处。

主治：诸虚百损，四肢厥冷，六脉微细，真阳欲脱，中风脱证，失眠，奔豚，寒邪入腹，水肿腹胀，疝气，虚劳咳嗽，潮热，咯血，大小便失禁，溏泄，便秘，尿频，遗尿，遗精，阳痿，白浊，闭经，不孕，癃闭，便血，尿血，少腹瘀血等。

穴解：关元的关，就是闭藏的意思，兼有交通枢纽之意，就像古代的关隘一样；元，就是“元阴元阳”的简称，好比古代关隘所保护的对象；穴，就是窟窿，或比喻为处所、枢纽。关元穴主管胞宫精室，为元阴元阳之气闭藏之门户，故称关元穴。

关元穴为任、督、冲一源三岐之源，所谓“肾间动气”之所在。是男子藏精、女子藏血之处，是统摄元气之所。为肝、脾、肾三阴与任脉之会穴，小肠之募穴。

《素问·灵兰秘典论》曰：“小肠者，受盛之官，化物出焉。”手太阳小肠经主降，具有消化吸收营养的功能；肝、脾、肾属足三阴经主升，具有储藏营养的功能，从而可知，肝所藏之血、脾所统之血、心所主之血、肾所藏之精以及肺所主之气，其物质来源都依赖小肠不断地吸收供应营养，来维持生命活动。而小肠之所以能吸收营养，全都是依赖命门真火（肾间动气）充盛；欲使患者的命门真火充盛，必须灸小肠募穴关元。因为真火属阳，只有灸才能兴阳，而阳之发生须以真阴为物质基础。小肠内容食物为阴，消化吸收功能为阳，灸之则阳生（增强消化吸收功能）、阴长（被吸收的营养物质增多）。气属阳，血属阴，既补气又补血（元阴元阳）。因此，关元穴的主治首先提出“主诸虚百损”。

现代医学研究表明，小肠的蠕动是促进血液循环的原动力。当机体死亡后，血压已经降为零，但只要小肠还在活动，门脉仍能保持一定的血压。传统中医认为，心与小肠相表里，因此，心脏与小肠的协调活动，是保持人体血压的最基本因素。但是，血不能自行，而气为血之帅，气运则血行。《难经》上说：“诸十二经脉者，皆系于生气之元。所谓生气之元者，为十二经之根本也，为肾间动气也。此五脏六腑之本，十二经脉之根，呼吸之门，三焦之元。”这段话阐明了五脏六腑的生理活动的动力是来源于肾间动气。因此，可知小肠的动力也是来源于肾间动气。肾间动气禀受于先天，是维持生命活动的原动力。而此原动力，在人出生后，需要由小肠不断地吸收营养来充养，才能继续发挥作用（这就是后天补先天的道理）。

一般来说，每个人年过三十以后，阳气逐渐趋向衰退，宜常灸小肠募穴关元，可以增强小肠消化吸收营养的功能，不但能治诸虚百损、真阳欲脱等证，而且可以保健延年。明代张介宾在《类经图翼》云：“关元主诸虚百损……积冷虚乏，皆宜灸，多者千余壮，少亦不下二三百壮，活人多矣。”显然如上文所说，灸法不问虚实寒热，只要属于“积冷虚乏”都可以使用。凡是阴虚、阳虚或气血不足所导致的病证，多属于虚证。所以，对于体质较强、病情较轻者，用针刺关元，可以收到一定疗效。但对于体质较弱、病情较重者，唯有用灸法，才能收到复原益气、回阳固脱、温肾健脾之功。所以，凡属于实热证，均宜针刺药疏；凡属于虚寒证，均宜灸法。

2. 中脘穴

位置：脐上四寸，当鸠尾与神阙连线的中点取之。

主治：《会元针灸学》说：“主治胃痛、腹胀、肠鸣、呕吐、泄泻、痢疾、黄疸、癫狂、便血，疳积、脾胃虚弱。”《类经图翼》说：“主治心下胀满、伤饱食不化、五隔五噎、翻胃不食、心脾烦热疼痛、积聚、痰饮、癫痫、面黄、伤寒饮水过多、腹胀气喘、温疟、霍乱吐泻、寒热不已、奔豚气、寒癖结气，凡脾冷不可忍，饮食不进不化，气结疼痛雷鸣者，皆宜灸之。”

穴解：属任脉，为足阳明胃经的募穴，八会穴之一（腑会中脘），也是任脉、手少阳、手太阳、足阳明经之交会穴。

临床体会：不论胃热胃寒，重灸中脘，能引胃中生气强行（阳明实热除外）。胃是以降为顺，即使阳明燥火强盛（但没有腑实证），也是因寒邪凝胃而产生的，应该辅助阳明燥火来祛除寒邪，寒邪即祛，阳明燥火自消。所以不论胃寒还是胃热，只需一味地放手灸下去，待邪气祛除，胃的正常功能自然会恢复。

宋代窦材《扁鹊心书》记载：治疗癫痫病，重灸中脘穴，必可治愈，疗效甚佳。临床及理论皆可相互验证。中医称癫痫病属于“痰迷心窍”。是由于痰湿阻塞经脉，气血上壅而不能下降，造成脑缺氧而昏迷，下焦还不甚虚弱的元气不能与上焦交通而鼓动憋胀，刺激中枢神经而造成身体抽搐、口鼻发出怪声。交通上焦和下焦的关键在于发挥中焦的输布功能。所以，重灸中脘穴，就可以解决这个问题。

3. 膏肓穴

位置：四椎下 1 分，五椎上 2 分两旁相去脊各 3 寸，四肋三肋间，令人正坐曲脊向前伸两手，以臂着膝前，令臂端直，手大指与膝头齐，以物支肘，勿令动摇以取之。若重按此穴，自觉牵引胸中或中指发麻。开始施灸以后，绝对不能改换姿势。

主治：诸虚百损，五劳七伤，身形羸瘦（肺结核），梦遗失精，完谷不化，上气咳逆，痰火发狂，健忘怔忡，胎前产后痨瘵传尸等，无所不治。

穴解：膏肓，属足太阳膀胱经。《千金方》说："昔秦缓不救晋候之疾，以其在膏之上，肓之下，针药所不及，即此穴是也。时人拙不能求得此穴，所以宿疴难遣。若能用心，方便求得灸之，无疾不愈矣。"因此穴有左右两个，所以施灸时艾炷当以"对"计算，应灸 600 对或 1000 对。灸至不觉疼痛为止，感觉到从两穴处似有热水一样的感觉流向两肾，才算足量。

需要灸膏肓的患者大都是虚劳之人，施灸时，其坐姿不能坚持长久，可以灸完 5 对时休息一下，灸完 10 对时喝口水，以缓解疲劳。不论是否口干舌燥，都应继续灸下去，待出现有温水流向两肾的感觉时，一切不适都会消失。

虚劳、咳嗽、潮热、咳血，多是由于真阳不足、阴邪过盛、虚火上炎所致，灸关元和膏肓，功能"引火归元、潜阳育阴"。

对于一般虚弱的病证，灸关元和中脘即可，先天和后天都能得到治疗。而对于脏腑功能极为虚弱、真阳将要衰竭、收敛功能微弱的病证，对膏肓施灸较为稳妥，不容易出现阴阳离绝的情况。但是，病已至此，即使灸膏肓穴，治愈率也一定会很低的。应该强调的是经过放疗的患者不宜重灸，只宜每日灸10壮以下，以免伤精耗血甚至死亡。

若是卵巢癌、子宫癌、膀胱癌、前列腺癌、肠癌等，可以重灸关元为主，辅以中脘；若是肝癌、胃癌，可以重灸中脘，兼重灸关元；若是肺癌、喉癌、鼻咽癌、淋巴癌，可以重灸膏肓，辅以重灸中脘和关元。

灸关元穴、中脘穴和膏肓穴，可以降低血液黏稠度，达到稀释血液的目的，表现为精力充沛，睡醒后不疲劳。

另外，对于癌症患者施以重灸法，在治疗期间，癌瘤可能会由小变大，这是由死寂变为活力的表现，属于“由阴变阳”，必可治愈；倘若由大变小，属于“由阳变阴”，必死无疑。

（三）大灸疗法

谈到灸法，不能不谈大灸，大灸疗法在恢复极度虚弱身体方面有很好作用。“大灸疗法”于一般针灸书中未见述及，是高怀医师的家传秘法。高医师为河北省唐山丰润县人，精通针灸术，常起沉疴。若肿瘤患者体质虚弱，难以接受放化疗时，可用这种方法改善体质，效果明显。现将本疗法介绍如下：

1. 操作人员 医师1人，助手2~3人。

2. 操作用具 床1张，三棱针1支，毫针2支（2寸），大方盘2~3个，大镊子2~3把，小刀1把，捣药罐1个。

3. 操作用品 艾绒250克，咸萝卜（即腌好的红萝卜，青萝卜也可）2000~2500克，紫皮大蒜500~750克，打火机若干个，酒精少许，火柴1盒。

4. 操作前准备 将咸萝卜切成2分厚1寸方块（病人中指同身寸），将紫皮大蒜捣烂如泥，平摊萝卜片上，中间用手指按一凹（深度使萝卜片呈现），大蒜泥即形成一圆圈，中间放置艾绒如手指大。

5. 临床操作

（1）先灸患者背部。

①让患者俯外卧，将做好的咸萝卜蒜片放在两边大抒穴处各一个，以后则由大抒穴往下顺着排列到秩边穴，其间所排之片多少无定数，以排满为止。

②在第1排的外侧沿着排第2排，起点在大抒、风门2穴之间，（即在第1排第1、2块咸萝卜片之间的外侧）往下排，排到秩边穴外上部（比第1排少1个）。以上做完后，休息片刻再灸腹部。

（2）再灸患者腹部。

①先在膻中穴上放一片咸萝卜蒜片，以此为中心点，在这点的上下左右周围放上8块，即形成一个9片的大方行。

②在鸠尾穴、神阙穴各放上不着蒜的咸萝卜片，该片的大小宽度仍如前，上下长度则要短3分（宽3.3厘米，长2.1厘米），此点不灸，两穴之间放咸萝卜蒜片6片。

③在神阙穴至曲骨穴这一段放5片，若是妇女则石门穴不灸，放一块不着蒜的咸萝卜片（宽3.3厘米，长3.3厘米）。

④腹部沿正中行的（即正中行巨阙穴与下腕穴之间为起点）两侧，向下1行，每行放7片。

⑤沿第2行的两侧（低半片与下腕穴平）各再排1行放6片。以上步骤做好后便可开始灸了。

6. 灸时要注意以下几点：

（1）用镊子夹住艾球，用打火机点着，放在咸萝卜片蒜凹中，逐个放好，放齐。

（2）注意不要使灸火熄灭，要随时接上艾球，防止火力中断。

（3）若患者感觉灼痛，可以将萝卜片抬起一点，或将艾火减弱一些。注意防止烧伤和大灸疮的发生。

（4）在灸部出现深红色时即停止灸治，壮数要视皮肤忍受度来决定，一般每个灸点3~5壮。

灸完后必须用三棱针在十宣穴或耳尖放血，并针三阴交（双），深3.3厘米，泻法，不留针，借以泻大热之气（按此灸法，只要手续完备，并无副作用）。

7. 适应证 久病体弱、虚寒固疾、中阳不振、肾阳不足及一切虚寒衰弱久病不能起床者。

8. 禁忌证 急、新、热、实证及神经过于敏感者。

（四）灸法在疑难杂证中应用

1. 脑溢血后遗症 主穴：百会、关元、涌泉、大椎。牙关紧闭者加下关；痰多者加上脘；肢体不利者加环跳、阳陵泉；一侧疼痛，手臂不仁，拘挛难伸加手三里、腕骨；倘痛甚不能提物加肩髃；两手挛痛，臂细无力，加曲池。

2. 高血压头晕 中医病因有三：一曰无痰不眩；一曰无火不晕；一曰木动生风，或水不涵木，或土虚木摇。临床药多罔效，可灸神庭、百会、中脘。若效不明显，再灸肝俞。

3. 肌肉萎缩 灸足三里、三阴交。

4. 风湿、类风湿 疼痛，灸环跳，兼灸脾俞、肾俞；两足麻木不仁，灸腰俞；手臂作痛，不能提举，灸尺泽；两腿麻木，不能步履，灸风市；强直性脊柱炎，灸膀胱经腧穴，日久起效。

5. 呼吸系统疾病 咳嗽，若咳甚欲吐，灸身柱；因痰而嗽，灸足三里、丰隆；气促咳逆，觉气从左升，易于动怒者，灸肝俞；咳嗽见血者，灸肺俞、行间；吐脓者，灸期门；日久成痨者，灸膏肓。喘病先灸天突、中脘、肺俞。所有哮喘不得卧者，须灸灵台。

行动遂喘急者，灸气海。

6. 汗证　无论自汗、盗汗，灸合谷、尺泽、膈俞。

7. 健忘、嗜睡　不论原因灸百会、气海、关元即效。

8. 胃瘫　灸中脘、下脘，兼灸膈俞。若未效者，再灸脾俞、胃俞、足三里。

9. 头痛　头痛者，有外感、内伤之分。如痛无休止者为外感，时痛时止者属内伤。若因头风而痛，宜灸百会、神庭、合谷、胆俞。若头痛如破，或因内伤，宜灸命门。

10. 腹痛　胸腹痛者灸上脘、行间、膈俞；脐下冷痛，灸气海、关元；少腹寒痛，灸中极；夹脐而痛，胃痛，灸天枢。

11. 遗精　灸关元、中极、三阴交、肾俞即可。

12. 脱肛　灸百会、会阳穴。

13. 月经不调　灸气海、中极、天枢；经闭者，灸腰俞可愈。

14. 宫血　灸气海、大敦二穴。

15. 不孕　灸中极、关元、气海、天枢等。

16. 产后　恶露不行，宜灸中极；恶露不止，宜灸气海，或灸关元；胎衣不下，灸中极。

17. 痛经　灸关元、曲骨、三阴交或痛区。

18. 糖尿病　重灸关元、中脘、膏肓，或三大补穴相间施灸。或脾俞、膈俞、胰俞。也可考虑一些经验用穴。如有人发现，大多数的糖尿病患者在背部（第 1、2 腰椎间右侧 2.5 寸）都有一个明显压痛点，为降糖有效穴，被称为降糖穴。

19. 神经性皮炎　局部刺血拔罐艾灸，一月即愈。

20. 植物人　灸百会、关元、神阙，配合化痰降逆中药。

21. 肥胖　灸中脘、气海、关元、足三里、血海、支沟、丰隆等。

22. 其他 跌打损伤、瘀血疼痛、痰核瘰疬、无名肿毒、足跟痛，皆于患处灸之，使痛者灸至不痛，不痛者灸至痛，即愈。

（五）灸法在肿瘤治疗中应用

恢复元气是治疗肿瘤的重要组成部分，但在肿瘤治疗中又不是极其重要的部分，恢复正气的口服中药很难在肿瘤众多口服药物中挤出一块地盘，而且晚期肿瘤患者口服药物困难，更别说口感不好的中药了。外用中药很少有补药，因为补药很难通过皮肤吸收，所以如何通过外用中药迅速恢复元气是肿瘤界亟待解决的难题。近年来我发现通过艾灸相关穴位不仅很好地解决了这个难题，而且很好地解决了许多肿瘤疑难并发症，下面就谈谈我的应用体会。

我把艾灸总结为六大功能，即温通阳气、回阳固脱治疗厥证、脱证；健脾和胃、升清降浊治疗纳少、纳呆；通调三焦、利湿消肿治疗水肿、积液；行气和血、舒经活络治疗疼痛、心脑血管疾病、消瘤；调和冲任、温补下元治疗不孕；强壮保健、养生延长生存期。真可谓“针药不及，可以灸之”，“及”为部位不能触及和力量不够强两层含义，可以说应用艾灸疗效绝对超乎你的想象。诚如《外台秘要》卷十四说：“至于火艾，特有奇能。虽曰针、汤、散，皆所不及，灸为其最要……此之一法，医之大术，宜深体之，要中之要，无过此术。”《外台秘要》卷三十九说：“故汤药攻其内，以灸攻其外，则病无所逃，知火艾之功，过半于汤药矣。”

1. 在抑瘤方面应用 我把肿瘤分为阴证、平证、阳证，此在相关章节中论述。我分别用外用药物抑瘤，阴证或平证肿瘤的外用药：肉桂末 90g（单包）、麝香 1g（单包）、川乌 90g、草乌 90g、海浮石 120g、海藻 120g、壁虎 90g、山慈菇 90g、蜈蚣 30g、猫爪草 90g、夏枯草 120g 等。非腹腔肿瘤加青皮 90g、乳香 90g。肉桂研细末，过筛，留极细末与麝香混匀备用；其余药煎两次，去渣，留汁浓缩成稠膏，如蜂蜜状（药汁可用微波炉去水分），药冷却后加肉桂、麝香，混匀备用。每次取少许，涂在大块橡皮膏上，敷在肿瘤体表部位，每次4~24小时，每日1次。副反应：皮疹、少数水泡、渗液，严重者可停用几天，待皮疹消失后再用，出现皮疹者加苯海拉明霜，出现渗液者加马齿苋。治疗皮下、四肢、胸腹盆腔肿物，腹盆腔肿瘤大网膜切除者不建议应用。阳证肿瘤的外用药：肉桂末90g（单包）、川乌10g、海浮石120g、海藻120g、壁虎90g、山慈菇90g、蜈蚣30g、猫爪草90g、夏枯草120g、蚤休60g、苦参60g等。非腹腔可加青皮90g、乳香90g。煎煮法用法同阴证。重视药物艾灸，灸敷在局部的药膏，可以事半功倍。

2. 在放化疗副反应中应用

（1）骨髓移植：目前现代医学已将升白细胞、升红细胞、升血小板分类应用，可怜的是绝大多数中医医生把补脾益肾中药作为所有骨髓抑制治疗药物，也就是说所有类型的骨髓抑制皆应用补脾益肾中药，事实上效果很不理想。中医是分阴阳的，“阳易骤升而阴难速成”，阳是能迅速生成的而阴生成较慢。认真研究一下血液中各成分的寿命，白细胞寿命就几小时，血小板7天，血色素100多天，低下的白细胞一般2~3天就能升至正常，血小板一般7天才能见到疗效，血色素也是生成较慢。如此看来白细胞与阳气有关，红细胞、血小板与阴血有关；而且白细胞有吞噬消灭细菌功能，卫阳有卫外防御功能，由此可见白细胞类似中医的卫阳，卫阳源自于肾，通过肺外布于表，那么通过用温阳补气药物可以升白细胞；滋养阴血药物可以升血小板、红细胞，但血小板、红细胞是有区别的，红细胞携带氧气供脏腑组织营养类似中医的营血，而血小板止血与中医的脾统血、肝藏血有关，所以升红细胞注重滋阴补肾兼健脾，升血小板注重补脾养肝滋肾。道理清楚了，艾灸穴位就简单了。通过灸关元、足三里、气海，每次两小时以上，两天后白细胞就能恢复正常。艾灸肾俞、脾俞、关元、膈俞、血海穴可以升红细胞；艾灸肾俞、肝俞、脾俞、中脘、足三里可以升血小板。

（2）腹泻：化疗引起的腹泻多为化疗损伤脾胃，脾虚浊注则腹泻，用艾灸神阙可止泻。

3. 在肿瘤并发症中应用

（1）疼痛：肿瘤疼痛原因很多，基本上应用刺血拔罐艾灸可以止痛，但必须认识到淋巴结、骨转移的治疗与原发淋巴瘤、骨肿瘤有区别，治疗大法是不同的。淋巴结转移引起的疼痛是阴证，用阴证外用方加乳香 60g、没药 60g；骨转移引起的疼痛是阳证，用阳证外用方加土元 30g、河螃蟹腿、菊花 60g、乳香 60g、没药 60g；脏器疼痛，分阳证、阴证用药，一般 1~2 天就有效果。配合药物艾灸则起效更快。

骨转移的病机是什么？有人认为与原发性骨肿瘤一样，谬矣。原发性骨肿瘤是肾虚寒凝痰聚，而骨转移的病机是血瘀夹热为主，不是完全肾虚髓空。理由是：第一，治疗骨转移最有效的药物是解热镇痛药、激素、磷酸盐类。解热镇痛药是清热药，大多数激素是寒药，双磷酸盐也是寒药。前两种是寒药好解释，而双磷酸盐是寒药大家不好理解。其实也很好解释，帕米磷酸二钠可引起的副反应有流感样症状，六淫哪种邪气最容易引起流感？毋庸置疑，寒邪！所以帕米磷酸二钠是寒药；唑来磷酸容易引起颌骨坏死，颌骨坏死中医称为走马疳，走马疳病因为极寒凝固，所以骨转移存在血热。第二，中医认为不通则痛，通则不痛，所以可以认为骨转移存在血瘀。骨转移的主要病机为血瘀夹热，所以采取压痛点三棱针数点放血、拔罐、艾灸等，使其热得泄、血得活，疼痛迅速缓解，从这个角度看我提出的骨转移病机是正确的。

（2）恶性积液：近代中医治疗恶性积液多从五脏调治，弄得繁琐而无效，其实仔细研读《内经》病机十九条的“诸病水液，澄澈清冷，皆属于寒”，治疗就变得很简单了，“水不是水，是寒”这是治疗思路的突破，而且疗效非常好。治疗恶性积液还可用养阴药物，补阴药物可恢复肝肾功能，促进水液代谢。治疗腹水用黄芪 10g、细辛 3g、川椒目 10g、桂枝 10g、龙葵 10g 等药，研成细末，每次取少许，敷于神阙穴，点燃艾绒灸之，第一次灸两小时，第二次及以后每次灸 1 小时，灸后将药留在神阙穴，每日一次，灸后局部用红花油涂抹防烫伤。据情况适当给予利尿剂及补充白蛋白、奥曲肽。

治疗脑水肿可用艾灸神阙穴、关元穴、百会穴，一个月后脑水肿就会减半。治疗心包积液艾灸虚里、关元等穴，配合桂枝甘草汤加附片，也有很好疗效。

（3）厌食：艾灸中脘、气海、关元、脾俞、胃俞可以取效。

（4）发热：无论上呼吸道感染、白细胞低下还是癌症引起的发热，灸百会、大椎半小时后会热退神清。

（5）痰稀且多：灸上脘有效。

（6）喘憋甚灸关元、气海、神阙即可，效如桴鼓。

（7）昏迷：灸法完全可胜任，往往半小时后可苏醒，绝无虚言。诚如《备急灸法》所说：“凡仓促救人者，唯灼艾为第一”，“施之无疑，用之有效，返死回生，妙夺造化。”

（8）身体衰弱：大灸膀胱经。

四、脐疗在疑难疾病和肿瘤治疗中的应用

（一）中医脐疗的发展历史

中医外治的历史悠久，而脐疗作为一种中医的外治法，亦源远流长，早在《五十二病方》中就记载脐疗。药物敷脐疗法是从古代药熨、敷贴疗法的基础上发展而来的，由于其安全有效，简便易行，故备受历代医家的推崇。

脐曰神阙，位于任脉。《灵枢·营卫篇》曰："足厥阴肝脉……其别支循脊入骶属督脉，上过毛中上行入脐中。"指出了脐与督脉的关系；《素问·骨空论》："冲脉者，起于气街，并少阴之经，夹脐上行，至胸中而散。"言明了脐与冲脉的关系；《灵枢·经别》："当十四椎，出属带脉。"阐述了脐与带脉的关系；《难经·六十六难》："脐下肾间动气者，人之生命也，十二经之根本。"认为脐为先天之命蒂，后天之气舍，为经气之汇海，五脏六腑之本。《灵枢·经筋》："手少阴之筋……下系于脐。"《会元针灸学》："神阙者，神之舍也，心藏神，脐为神之舍。"《灵枢·肠胃》："小肠后附脊，左环回周叠积，其注于回肠者，外附于脐上。"心与小肠相表里，为络属关系，故脐与心脏、小肠相通；《灵枢·营气》："上行至肝……其支别者，上额，循巅，下项中，循脊入骶，是督脉也，络阴器，上过毛中，入脐中。"脐属任脉，任脉会足少阳于阴交；督脉贯脐中央，督脉会足少阳于大椎，即脐与肝、胆相关；《灵枢·经脉》："胃足阳明之脉……下夹脐。"《难经·二十七难》："冲脉者，起于气冲，并足阳明之经，夹脐上行，至胸中而散。"脾与胃表里络属，脾胃为后天之本，而脐为后天之气舍，即脐与脾、胃相关联；《灵枢·营气》："故气从太阴出……入脐中，上循腹里，入

缺盆，下注肺中，复出太阴。”脐之深部直接与大肠连接，《幼科大全论脐》：“脐之窍属大肠”，又肺脉属肺，络大肠，故脐与肺大肠直接相连；《灵枢·经别》曰：“足太阳之正……属于膀胱，散之肾……足少阴之正，至中，别走太阳而合，上至肾，当十四椎，出属带脉。”而带脉过脐，故肾和膀胱可通过带脉通脐；《难经·六十六难》：“脐下肾间动气者，人之生命也，十二经之根本，故名原。三焦者，原气之别使也，主通行三气，经历于五脏六腑。原者三焦之尊号也。”《难经·三十一难》：“中焦者……其治在脐旁；下焦者……其治在脐下一寸，故名曰三焦。”故脐与三焦相通。这些都说明了脐与脏腑、经络的联系，并为后世敷脐疗法的应用奠定了理论基础。在脐部用药物治疗疾病最早见于晋代葛弘《肘后备急方》，书中提出“灸脐上十四壮，名太仓，可治卒得霍乱腹痛”，此阶段为脐疗的萌芽时期。

到了唐代，脐疗得到了一定的发展，《千金要方》《千金翼方》《外台秘要》等著作已有很多关于敷脐疗法的记载。如：《千金要方》：“治虚寒腹痛、上吐、下泻，以吴茱萸纳脐，帛布封之。”《千金翼方》记载：“治霍乱吐泻，筋脉挛急……此病朝发夕死，以急救暖脐散填脐。”此外，孙思邈还用东壁土敷脐，用苍耳子烧灰敷脐，用露蜂房烧灰敷脐以治疗脐中流水，用杏仁捣如泥与猪髓搅和均匀后敷脐以治脐红肿。王焘的《外台秘要》也有数多脐疗方法的记录，如用盐和苦酒涂脐治疗二便不通等。

宋元时期，脐疗得到丰富，常用于治疗急证，可见其推广程度和人民的认可程度，如《太平圣惠方》治卒中，“附子研末置脐上，再灸之，可活人。”《三因方》治中暑，“蘸热汤敷脐上”。《万病回春》治疗小儿泄泻不止，以“五倍子、陈醋稀熬成膏，贴脐上”。还有《圣济总录》中记有“腹中寒冷，泄泻久不愈，暖脐膏贴脐，则病已”“治膀胱积滞，风毒气胀，小便不通，取葱津—蛤蜊壳许，入腻粉调如液，封脐内，以裹肚系定，热手熨，须臾即通”。《南阳活人书》用葱白烘热敷脐治阴毒腹痛、厥逆唇青卵缩、六脉欲绝者。

明清时代，敷脐疗法得到了很好的发展，涉及的治疗领域也进一步扩大，可以说是到了成熟时期，已用于治疗很多疑难杂证或奇证。明代李时珍在《本草纲目》中载有“治大腹水肿，以赤根捣烂，入元寸(麝香)贴脐心，以帛束定，得小便利，则肿消”“五倍子研末，津调填脐中，以治疗自汗、盗汗，用黑牵牛为末，水调敷脐上治疗小儿夜啼”等。龚廷贤在《寿世保元》中，用麝香、樟脑、莴苣子及叶捣为膏敷脐治疗缩阳症。《类经图翼》用甘遂、黑白丑研末热敷脐上治湿气肿胀。《医宗必读》提出用独活、栀子、青盐捣末填脐并固封治疗小便不通。此外，《景岳全书》《古今医统大全》《简易普济良方》等均有脐疗的内容记载，使后世脐疗更趋成熟。清代医家赵学敏在《串雅内编》和《串雅外编》两书中均记载不少民间药物贴脐的验方，其中有“治水肿病，小便不通，以甘遂末涂脐上，甘草梢煎汤液服之”。此外还有治疗腰痛以生姜、水胶共煎成膏，用厚纸摊贴脐眼，治疗痢疾用绿豆、胡椒、麝香、胶枣共捣烂贴脐上等。所载方简单且效验，迄今仍被临床所沿用。清官御医吴谦在《医宗金鉴》中说：“阴阳熨脐葱白麝，冷热互熨水自行。”该法是用葱白捣烂，加入麝香少许，敷脐上，并以冷热刺激，治小便癃闭、点滴难出之症。可见当时药物贴脐法的应用，不仅流行民间，而且宫廷太医也吸收应用了。至晚清，清代外治大师吴师机在《理瀹骈文》中提到：“中焦之病，以药切粗末炒香，布包缚脐上为第一捷法。”又说“对上下焦之病，也可应用敷脐而上下相应”，提出敷脐法可治“风寒、霍乱、痢疾、疟疾、黄疸、食积、呕吐等……此法无论何病，无论何方，皆可照用”，《理瀹骈文》是其论述外治法的专著，书中记载贴脐、填脐、纳脐、涂脐、敷脐、掺脐、灸脐等法的验方达300种之多。治疗病种遍及内、外、妇、儿、五官、皮肤等科。而且对贴脐疗法的作用机制、药物选择、用法用量、操作方法、注意事项以及辨证施治方面，都从理论上作了系统阐述，使脐疗形成了独特的体系。同时指出“外治必如内治者，先求其本，本者何？明阴阳，识脏腑也”，其对脐疗的发展和应用起到了极大的推动作用。

到了近现代，脐疗越来越受到现代医家的重视，无论是在临床应用还是在理论研究上都有了新的发展和认识，是脐疗的提高时期。现在，敷脐疗法被广泛应用于临床，涉及呼吸、消化、心血管、泌尿、神经、内分泌等多个系统，可广泛应用于内、外、妇、儿、五官、皮肤等各科疾病，并能增强机体免疫力、抗衰老、抗肿瘤、抗过敏、调节植物神经功能、改善微循环、养生保健。

（二）脐疗的作用机理

1. 中医机理　肚脐，位于腹部正中凹陷处，是新生儿脐带脱落后遗留下来的一个生命根蒂组织，属中医经络系统中任脉上的一个重要穴位，取“如门之阙，神通先天”之意，名为“神阙”。《经穴名的考察》称“神”是心灵生命力，“阙”是君主居城之门，为生命力居住的地方。神阙穴是任脉的要穴，任脉乃主一身之阴，有充养和总调阴经脉气的功能，对诸阴经有主导统率作用，神阙穴通过任脉与五脏六腑及十二经相通。使药物不断刺激局部腧穴，以疏通经络，调理气血，补虚泻实，调整脏腑阴阳，使人体可以达到“阴平阳秘”的稳态。具体而言，其机理有：

（1）局部药物吸收作用：脐在胚胎发育过程中是腹壁的最后闭合处，表皮角质层最薄，屏障作用最弱；而且脐下脂肪组织缺如，皮肤和筋膜、腹膜直接相连。脐部皮肤除局部微循环外，脐下腹膜还分布有丰富的静脉网，腹下动脉分支也通过脐部。另外，脐部是一凹陷隐窝，乃天然药穴，最适宜置药，药物敷贴后形成自然闭合状态，可较长时间存放，这些均有利于药物穿透皮肤弥散，从而被人体吸收。敷脐后，药物通过脐中皮肤的渗透和吸收、经脉的循行，输布全身，直达病所，从而发挥治疗作用。

（2）腧穴经络传递作用：脐（神阙）与经脉关系非常密切，尤其是与奇经八脉的任脉、督脉、冲脉和带脉直接关联。根据中医理论，神阙穴隶属任脉，任脉与冲脉相交会，与督脉相表里。任脉、督脉、冲脉“一源三歧”，三脉经气相通。同时，任脉与督脉周循全身，分别总督阳脉与阴脉，在防治疾病中具有十分重要的作用。任脉为“阴脉之海”，能“总督诸阴”，对全身阴经有总揽、总任的作用，其脉气与手足各阴经相交会。因任脉联系了所有阴经，故脐可通过任脉与全身的阴脉相联通。督脉为“阳脉之海”，能“总督诸阳”，它的脉气多与手足三阳经相交会。督脉又与阳维脉交会于风府、哑门。故脐又可通过督脉与诸阳经相联系。冲脉上至头、下至足，贯穿全身，为“十二经之海”“五脏六腑之海”，能调节十二经气血，其脉气在头部灌注诸阳，在下肢渗入三阴。故脐可通过冲脉与十二经脉相通。带脉横行腰腹之间，能“约束诸经”，足部的阴阳经脉都受带脉的约束。又由于带脉出自督脉，行于腰腹，腰腹部是冲、任、督三脉气所发之处。故脐可通过带脉与足三阴经、足三阳经以及冲督相联系。

（3）系统调节作用：脐中部位具有丰富的神经末梢、神经丛和神经束。药物敷贴于脐部，不断刺激脐部皮肤，使局部皮肤上的各种神经末梢进入活动状态，通过神经反射和传导作用，借以激发神经 - 内分泌 - 体液调节功能，改善各组织器官的功能活动状态，增强人体的抗病能力和防御能力，提高免疫力，从而达到防病治病的目的。

2. 脐部组织学结构 人在胎龄 3 个月时，脐带就形成了。脐带是胎儿与母体联结的纽带，是胎儿生命的桥梁，它一端联结于胎儿的脐轮，另一端联接于胎盘。脐带由两根脐动脉和一条脐静脉以及包裹于它们表面的胶冻状组织组成。各种营养物质和氧通过脐带源源不断地进入胎儿体内，同时胎儿代谢的废物又通过脐带运输出去，这就是胎盘循环。其中脐静脉流动的是从母体而来的富含氧气和养分的动脉血，通过脐静脉，胎儿从母亲获得氧气及所需的各种营养物质。脐动脉是从胎儿流向母体的静脉血，将胎儿的代谢废物传至胎盘通过母体而排出体外。胎盘循环保证了胎儿的正常生长发育。脐在胚胎发育过程中为腹壁最后闭合处，皮质层最薄，屏障功能最弱，皮下无脂肪组织，皮肤和筋膜、腹膜直接相连。脐下腹膜还有丰富的静脉网，浅部和腹壁浅静脉、胸腹壁静脉相吻合，深部和腹壁上下静脉相连，腹下动脉分支也通过脐部。这些组织结构有益于药物吸收转输，即使脐疗药物为大分子物质，脐部也比其他部位容易吸收转输。药物敷脐后，其有效成分通过脐部皮肤的角质层进入细胞间质，药物通过脐中皮肤的渗透和吸收、经脉的循行，输布全身，直达病所，从而发挥治疗作用。现代有学者研究认为：敷脐疗法具有提高机体免疫力、抗衰老、抗肿瘤、抗过敏、调节植物神经功能、改善微循环等作用。

（三）脐疗的方法和功能

自古以来，脐不可针刺，但可以外敷药物和艾灸，目前用得最多的也是这两种方法。药物敷脐疗法具有多方面的功能和作用，可大致分为以下 7 种：①温通阳气、回阳固脱，如食盐敷脐再加上艾灸，可用于中风、晕厥、虚脱等证；②健脾和胃、升清降浊，使脾胃气机协调，用于脾胃不和诸证；③通调三焦、利湿消肿，激发三焦气化功能，促使气机通畅，经络隧道疏通，用于腹水、水肿、小便不利等证；④行气和血、舒经活络，使经络通畅，气血调和，可用于痹证、诸痛证、手足麻木等；⑤调和冲任、温补下元，临床上常用于妇女月经不调、痛经、带下及男子阳痿、早泄等；⑥敛汗安神、涩精止带，可用治自汗、盗汗、梦遗、惊悸、失眠等证；⑦强壮保健、养生延年，可补脾肾，益精气，用于虚劳诸证、神经衰弱以及预防保健。

（四）脐疗在杂病中应用

脐疗在杂病中应用甚广。下面介绍我常用的几种有效方法：

1. 尿频 丁香、吴茱萸、肉桂、五倍子等份。研细末，取适量，敷脐。

2. 汗出 五倍子（炒黑）10g，郁金 10g，冰片 10g。研细末，取适量，敷脐。

3. 顽固性呃逆 白胡椒 40g，芒硝 10g，朱砂 0.5g。研细末，取适量，敷脐。

4. 便秘 大黄 30g，芒硝 20g，炒莱菔子 15g，芦荟 30g。研细末，取适量，敷脐。

5. 腹胀痛 白胡椒 5g。研末，取适量，敷脐。

6. 顽固性咳嗽 麻黄、白芍、半夏、桔梗、杏仁、百部各 10g，桂枝、炙甘草各 6g，干姜、细辛、五味子各 3g。研细末，取适量，敷脐。

7. 过敏性鼻炎 白芷、苍耳子、细辛、辛夷、荆芥各等份。

研细末，取适量，敷脐。

（五）脐疗在肿瘤中应用

应用脐疗治疗肿瘤及其并发症，取得良好疗效，同时使用方便易学，现介绍如下：

1. 腹盆腔肿瘤及肿瘤外压肠管引起的肠梗阻

治疗方法：肉桂末 90g（单包）、麝香 1g（单包）、川乌 90g、草乌 90g、海浮石 120g、海藻 120g、壁虎 90g、山慈菇 90g、蜈蚣 30g、猫爪草 90g、夏枯草 120g。非腹腔可加青皮 90g、乳香 90g。肉桂研细末，过筛，留极细末与麝香混匀备用，其余药煎两次，去渣，留汁浓缩成稠膏，如蜂蜜状（药汁可用微波炉去水分），药冷却后加肉桂、麝香，混匀，备用。每次取少许，涂在大块橡皮膏上，敷在肿瘤体表部位或脐部，每次 4~24 小时，每日 1 次。应用此方可明显抑制肿瘤、减少胃肠分泌物，促进肠蠕动。

典型病例：徐某，男，63 岁，因升结肠癌术后肝转移、腹腔内淋巴结转移伴不全肠梗阻 1 周来诊。曾在外科予胃肠减压术，效不佳。就诊时腹大如鼓，叩诊呈鼓音，肠鸣音亢，舌黯边尖有瘀点瘀斑，苔黄厚腻，脉弦滑数。以上法外敷脐部，连用 3 天后肛门通气，腹胀缓解，治疗 1 周后腹胀消失，能自由进食，1 月后腹部 CT 检查示腹腔淋巴结缩小 2cm。

2. 肿瘤化疗引起的腹泻

治疗方法：艾灸脐部神阙穴，一般半小时后起效。

典型病例：朱某，女，42 岁。胃窦部低分化腺癌术后行全身化疗，化疗第二天夜间即出现腹泻，稀水便，6 次 / 小时，伴纳差、神疲、恶心欲呕，用艾灸半小时后腹泻即止。

3. 癌性腹水

治疗方法：川椒目、生黄芪、龙葵、桂枝各 10g，细辛 3g。共研细末，取适量，敷于脐部神阙穴，用艾灸神阙穴药物，第一次两小时，而后每次可以 1 小时，5 天为一疗程。

典型病例：李某，男，78 岁。结肠癌术后，肝转移，肺转移，腹腔淋巴结转移。出现腹胀、腹围增大 1 月，B 超提示腹水大量，给予利尿、输注白蛋白及腹腔穿刺放液等治疗，效不佳，后转我科治疗。给予上方治疗 1 天后，腹胀缓解，尿量增加，3 个疗程后，腹胀消失，B 超复查，探及 2cm 少量腹水。

4. 癌性疼痛

治疗方法：蜈蚣 2 条，白屈菜、徐长卿、元胡各 15 克，麝香 3 克。以上诸药粉碎后研末，过筛，黄酒调匀成膏，敷于脐部，外以伤湿止痛膏封闭固定，24 小时一换，7 天为一疗程。

典型病例：夏某，男，68 岁。肝癌多次行股动脉插管化疗栓塞术后，近半月来肝区疼痛明显，给予止痛片、曲马多口服，疼痛未见明显缓解。经上方治疗 3 天后，疼痛开始缓解，2 个疗程后疼痛基本消失。

5. 肿瘤引起的便秘

治疗方法：生大黄、芒硝、枳实、炙甘草各等份，粉碎研末，每次取 3 克药末，敷于脐部，外覆胶布固定，每日一次，每次 24 小时。

典型病例：高某，女，53 岁。诊断为胰腺癌半年，曾予健择加顺铂方案化疗 3 个疗程。近两月来出现便秘，大便 6~7 日甚至十多天一次，难解，伴口干、口臭、舌黯红、苔干黄、脉沉细。以上法治疗 3 天，即解出羊粪球样大便，量多，恶臭，次日大便变软，此后大便每日一次，未再出现便秘。

6. 肿瘤引起的厌食症

治疗方法：丁香、砂仁、厚朴各 10 克；肉桂、鸡内金各 20

克。诸药粉碎研细后过筛拌匀备用。每次取药末适量敷于脐部，24小时更换一次。

典型病例：刘某，女，46岁。胃溃疡型腺癌术后两月，近半月来纳差，食欲明显下降，伴消瘦乏力。以上方治疗1个疗程后，食欲改善，3个疗程后食欲基本恢复正常。

7. 非肿瘤引起的不全肠梗阻

治疗方法：用肉桂、川椒目、吴茱萸、枳壳、厚朴、清半夏各10克，冰片3克。上药粉碎成细末，过筛后混匀，每次取3克药末置脐上，再用伤湿止痛膏外封固定，24小时一换。此法治疗术后或肠动力差引起的不全肠梗阻，效果很好。

典型病例：温某，女，64岁。子宫内膜癌术后3年，进食不慎引起不全肠梗阻，几乎找遍北京大医院普外科医生及中医名家，月余大便未通，不敢进食，形体消瘦，用上法3小时后即矢气频频、便下大量臭秽屎便。

8. 放化疗后骨髓抑制

治疗方法：当归10g、血竭4.5g、附片10g、干姜10g、冰片3g、肉桂10g、黄芪10g。研细末，取适量敷脐，每日一次，每次24小时；或灸关元、足三里、气海，每次两小时以上，两天后白细胞就能恢复正常。艾灸肾俞、脾俞、关元、膈俞、血海穴，每次2小时以上，可以升高红细胞；艾灸肾俞、肝俞、脾俞、中脘、足三里，每次两小时以上，可以升高血小板。

典型病例：朱某，女，54岁。卵巢癌术后复发，反复化疗30次，用CAP化疗后白细胞降至0.8×10^9/ml，中性粒细胞为0.1×10^9/ml，用尽所有升白方法均无效，艾灸关元、足三里、气海，每次两小时以上，两天后检查白细胞恢复正常。

9. 肿瘤引起的喘憋甚

治疗方法：灸关元、气海、神阙即可，效如桴鼓。

典型病例：沈某，男，28岁。主因肺腺癌纵隔淋巴结转移、胸膜转移引起大量胸水、上腔静脉综合征，其主管医生用TP方案化疗后不仅无效反诸症加重，喘憋甚，每日持续吸氧，端坐呼吸，灸关元、气海、神阙两小时后喘憋明显减轻，可不用吸氧坐在床边聊天半小时，神效。

10. 肿瘤晚期出现昏迷

治疗方法：艾灸神阙、关元，每次每穴30分钟，每日一次。

典型病例：蔡某，女，80岁。主因胆管细胞癌出现大量腹水，因肺部感染、腹水引流后出现感染性休克，深昏迷，在艾灸神阙20分钟后患者慢慢睁开眼睛，血压稳定，继续艾灸关元20分钟后患者完全苏醒，言语流利，饥饿索食。

11. 放化疗后疲劳

治疗方法：在血色素正常情况下，可灸百会、大椎、关元、神阙等穴，每次1小时，一般1次即能缓解。

典型病例：张某，男，45岁。主因结肠腺癌化疗后，全身无力。饮食正常，查血色素正常，用艾灸百会、大椎、关元、神阙穴两小时，第2天全身无力消失。

12. 脑水肿

治疗方法：原发性肿瘤和脑转移癌会引起脑水肿，脑水肿治疗较困难，用药灸神阙穴、关元穴、百会穴1月后就会明显减轻。

典型病例：王某，男，38岁。为横纹肌肉瘤术后肺转移、脑转移患者，脑转移曾予放疗，放疗后脑水肿加重，视物模糊，头晕，予药灸神阙、关元、百会1月后无头晕、视物模糊等症状，检查脑部CT脑水肿明显减少。

13. 心包积液

治疗方法：小细胞肺癌、淋巴瘤最容易心包转移，用艾灸虚里、神阙、关元等穴即可减少心包积液。

典型病例：赵某，女，46 岁。为肺腺癌心包转移，出现心包积液，约 1.2cm, 表现为胸闷、气短，口服中药配合艾灸虚里、神阙、关元，14 剂后症状消失，超声心动检查心包积液已不明显。

14. 发热

治疗方法：无论上呼吸道感染、白细胞低下还是肿瘤引起的发热，皆可灸百会、大椎、神阙以退热。

典型病例：陈某，男，54 岁。主因结肠癌、小肠腺癌术后复发，化疗后血白细胞 0.8×10^9/ml, 中性粒细胞 0.2×10^9/ml，发热、无力，精神萎靡，急予灸百会、大椎、神阙，1 小时热退，第 2、3 天未再发热，患者自述在艾灸的过程中百会穴有寒气向外逃逸，大椎穴有热气从此向下流入身体，非常舒服。

第四讲 中西医互参悟道

一、将肿瘤治疗药物寒热分类将提高其疗效

化疗、靶向治疗是肿瘤全身治疗的重要组成部分，在肿瘤治疗中发挥着越来越重要的作用。众所周知化疗的副作用大，而对部分肿瘤的有效率却偏低，只有 10% ~30% ；靶向治疗药物虽然取得了令人欣喜的疗效，但有效率超过 50%的甚少。如何提高化疗、靶向治疗药物的有效率是目前亟待解决的问题。为此近年来进行了许多肿瘤治疗个体化研究。但目前临床医生应用最多的是循证医学得出的结果，而循证医学考虑最多的是病理类型与分期，有时考虑患者的 PS 评分，却没有考虑肿瘤的寒热属性。其实不同部位肿瘤是有寒热区别的，同一部位不同病理类型的肿瘤也是有寒热差别的。经过多年的临床应用体会，发现化疗及靶向药物也有寒热燥湿之性，临床如根据中医的“热者寒之、寒者热之”等理论结合肿瘤的寒热属性应用化疗及靶向药物，有助于提高肿瘤的治疗疗效。下面就谈谈我的认识。

（一）肿瘤是有寒热之分的，而且寒热与肿瘤部位、病理类型有一定关系

肿瘤像人体的其他各种疾病一样，有寒热属性，这是化疗药物需要区分寒热的根本原因，也是根据疗效推断化疗药物寒热属

性的方法之一。从事肿瘤工作的医生都知道，消化道肿瘤中口腔部、咽喉部、食道部位肿瘤往往是鳞癌，一到贲门就变成腺癌了，贲门直到乙状结肠仍是腺癌，可到肛管就又变成鳞癌了；皮肤部位肿瘤多见鳞癌；还有鼻咽、子宫颈部位肿瘤多为鳞癌。此与中医的“清阳发腠理，浊阴走五脏”、阳气布于表有关。这些部位的肿瘤直接与外界接触，所以属火者多；再看同一部位的不同类型肿瘤也有寒热之分，如肺癌，从影像学角度看，鳞癌、小细胞癌多在大支气管附近，与吸烟明显相关，位近肺门，与外界接触而且频繁接受烟火熏烤，故可认为鳞癌、小细胞癌多为火；而腺癌多为周围性肺癌，位近胸膜，中医多辨为寒湿。

将“阳布于表”中“表”的概念扩展一下，也可认为位近体表的肿瘤属火者多，如乳腺癌辨证为火热者居多，浅表原发性恶性淋巴瘤属火热者多，精原细胞瘤、前列腺癌属火热者较多，这些不仅对肿瘤的中医辨证有益，而且对肿瘤的化疗方案选择、靶向治疗药物选择也有很大帮助。与之相对的，内在脏腑的肿瘤多属寒，如胰腺癌、肾癌等，当然内在脏腑的疾病较为复杂，故寒热之中又可再分寒热。

（二）循证医学得出的化疗方案、靶向药物治疗的优势病种支持了上述理论

上述理论正确与否，大家仔细研读一下各部位肿瘤所用化疗方案就明白了。原发性恶性淋巴瘤、小细胞肺癌和精原细胞瘤中医辨证属痰火者多，尽管其发病部位不同，但所用方案中多选CTX\VDS\VP-16等相同的药物；紫杉醇会引起关节肌肉疼痛，属寒，乳腺癌属火，所以乳腺癌首选紫杉醇而不是健择，反复治疗复发者出现阳虚时才用健择（健择为热药），故称健择用于难治性复发性乳腺癌；健择治疗肾癌、紫杉醇治疗前列腺癌效果好，肾

癌、前列腺癌同属生殖系统肿瘤，但用药不同，为什么？是因为肾癌属寒多一些，前列腺癌属火多一些，如此就不难理解循证医学得出的上述用药了；胰腺癌中医辨证属寒湿，所以选用健择、特罗凯，而不是紫杉醇。B2-07 研究荟萃分析 6671 例患者，共有 18 个临床研究机构，采用 8 组对照，得出的结果提示：①晚期非小细胞肺癌患者一线含健择方案显著降低疾病进展风险达 14%；②一线含紫杉醇方案显著增加疾病进展风险达 21%，晚期肿瘤阳虚者多，紫杉醇为寒药，寒证用寒药，所以紫杉醇对晚期非小细胞肺癌效果不好，而且会促进疾病进展，这样的解释我想大家会认可。从这里很容易看出许多循证医学得出的结果与中医所讲的药证相符治疗观念不谋而合。再看最常用的靶向治疗药物易瑞沙，循证医学得出的结论是其优势人群为东方不吸烟的女性肺腺癌患者，东方女性相对于西方女性，体质偏弱偏寒；女性相对于男性而言，中医称之为阴柔之体，属寒者多；不吸烟者瘤体属火者少见；肺腺癌中医多辨证为寒湿，由此可推测易瑞沙是治疗寒湿性肺癌的，易瑞莎是燥热药，易瑞沙治疗肺腺癌有效率之所以并非 100%，是因为肺腺癌属痰火者也可见到。事实上能证实肿瘤有寒热之分的治疗方案不胜枚举，此处无需多言。肿瘤有寒热之分，那么治疗该肿瘤有显著疗效的化疗药物、靶向治疗药物也当有寒热燥湿之分。

（三）化疗药物、靶向治疗药物有寒热燥湿属性

我们发现许多肿瘤科医生选择化疗药物、靶向治疗药物盲目性很大，其实如若大家了解了药物的寒热燥湿属性，再根据肿瘤的寒热，临床选择化疗药物时就会有的放矢，疗效会有较大提高。那么药物寒热燥湿之性从何获得呢？我认为主要可从下面两个方面获得：

首先是根据部位（包括原发部位和转移部位）和病理类型推测药物的寒热燥湿属性。上面已说肿瘤的部位与寒热有关，而且中医学认为大多数肿瘤的形成与痰湿有关，那么可以通过治疗某些部位肿瘤来推测。如 EP 方案既可治疗小细胞肺癌，又能治疗精原细胞瘤，根据这些部位肿瘤多属火可以推断 EP 方案药性偏寒；特罗凯既可治疗肺腺癌，又能治疗胰腺癌，肺腺癌、胰腺癌皆属寒湿，所以推测特罗凯是热药、燥药。

从病理类型也可帮助推测药物的寒热燥湿属性，如以肺癌为例，鳞癌、小细胞肺癌位近肺门属火者多，但小细胞肺癌与鳞癌又有区别，小细胞肺癌容易淋巴结转移、脑转移，说明其夹痰湿较多，为痰火之证；肺腺癌容易出现胸水、淋巴结转移，出现胸水多为阳虚、淋巴结转移多见痰湿，故腺癌多寒湿；2009 年版 NCCN 指南中治疗肺腺癌推荐化疗方案中有培美曲塞，可以推测培美曲塞是热药、燥药。紫杉醇是寒药，它治疗肺腺癌必须加上贝伐单抗，贝伐单抗等许多靶向治疗药物会引起红皮疹、脓包，所以是热药，否则单纯的 TP 方案对肺腺癌疗效不会理想。再看一下治疗小细胞肺癌的 EP 方案、IP 方案，在局限期小细胞肺癌中，EP 是金方案，经典方案，地位至今没有被动摇过，可是在多次应用 EP 方案后或广泛期小细胞肺癌，IP 方案有优势，为什么？ EP 方案治疗小细胞肺癌有效说明其药物偏寒，多次应用后会使体质偏寒，而且小细胞肺癌已到广泛期说明阳气大虚，IP 方案治疗其有效说明 IP 方案药性偏热。

其次是根据药物的副反应来认识药物的寒热燥湿属性。一般人们只注意药物的副反应，不会对其副反应中医辨证，但通过对副反应的中医辨证将大大提高你对药物的全面认识，而且更容易发现药物的寒热燥湿属性，对临床合理应用这些药物大有裨益。

前面说了紫杉醇会出现不同程度的关节肌肉疼痛，风寒燥湿热哪类药物（副反应被称为邪气）容易引起疼痛？毋庸置疑，是寒类药物，此外，紫杉醇常见的副反应如白细胞减少、低血压、心动过缓、厌食、水肿等亦属一派阴证。因此可以推断紫杉醇是寒类药物；西妥昔单抗会引起全身红色皮疹，说明该药为热类药；易瑞莎引起明显的手足皲裂，说明易瑞莎是燥类药。伊立替康用后出现口干、手足干裂等，亦提示其药性偏于燥。要认识这类药物副反应的中医辨证，最好参考《内经》病机十九条和刘完素提出的“诸涩枯涸，干劲皴揭，皆属于燥"的病机，如此对药物的寒热燥湿方能全面系统辨证。

（四）把化疗及靶向治疗药物进行寒热燥湿分类对提高肿瘤的治疗效果有重要意义

大家知道，肿瘤治疗方案是在不断变化的，主要原因有两个，一是现代医学的进步，发现新的更有效药物；二是否认以前循证医学的结果，重新得出结论。

为避免后者最好办法是根据中医学“热者寒之、寒者热之、湿者燥之、燥者润之”理论指导化疗用药，不仅可避免盲目用药，达到先知先明，而且可明显提高原有化疗有效率，看肿瘤部位、病理类型、患者体质选择更有效的药物。把化疗及靶向治疗药物进行寒热燥湿分类还有下面几个方面意义：

1. 可开发药物新的作用部位，开拓药物新疗效。如紫杉醇性寒，可治疗小细胞肺癌；伊立替康性燥热，治疗肺腺癌、胰腺癌有效；培美曲塞性燥热，在治疗胰腺癌、结肠癌方面大有作为。

2. 不依赖循证医学开发少见肿瘤有效药物、选择有效方案。循证医学观察的几乎全是常见肿瘤，而少见肿瘤很少去研究，如能从肿瘤部位的寒热与药物的寒热燥湿属性加以研究，会得出一些少见肿瘤的有效药物和方案，如外阴癌中医多辨证为火，用紫杉醇效果理想；紫杉醇对大多数骨肉瘤化疗效果不好，而对乳腺骨肉瘤有效，我认为乳腺病属火者多见，紫杉醇属寒，寒治热病，这是其有效的原因。

3. 认识靶向治疗药物的中医学特性，有效治疗各部位肿瘤。就目前研究结果来看，靶向治疗药物不局限于某一种肿瘤，而是可以治疗全身各部位肿瘤。靶向药物多为热药，有的出现红皮疹，这在中医辨证为血热；有的出现脓包疮，这为气分热；有的出现皮肤干裂，这为燥邪所致，依此配合各部位肿瘤的寒热燥湿特性，自然会取得较好疗效，这是同病异治、异病同治的具体体现。

4. 根据耐药后上几次化疗用药来选定下一次用药。如反复应用同一中医分类的药物会造成体质的偏执，会造成耐药，如能分析上几次化疗用药的寒热燥湿属性，选择与其对立的药物，再结合病灶部位，同样也会取得较好疗效。

5. 根据最有效的化疗方案帮助指导分析少见肿瘤的中医辨证。如前列腺癌、精原细胞瘤在中国不常见，中医临床辨证经验不多，如能从紫杉醇治疗有效的角度看，治疗这两种肿瘤不能过用温阳补肾药物，要清热。

遗憾的是，目前还不能把所有的化疗、靶向治疗药物进行寒热燥湿分类，而且不能进行很好的强度比较，但我们可以坚信如能认真客观地把化疗、靶向治疗药物进行寒热燥湿分类，西为中用，将中西医理论和药物结合起来，定会大放异彩，取得满意疗效。

二、紫杉醇为什么近期疗效好而远期疗效不很理想

紫杉醇自 20 世纪 90 年代面世以来，迅速风靡肿瘤界，治疗

范围囊括了除肉瘤、肠道肿瘤、胰腺癌、胆道肿瘤以外的肿瘤，效果明显。但临床发现，紫杉醇近期疗效好而远期疗效不理想，为什么？

中医学认为，几乎所有肿瘤内皆有火，认为“痞坚之下必有伏阳”，紫杉醇容易导致关节疼痛，紫杉醇属寒药，所以用紫杉醇治疗瘤内之火很容易，效果很快。但是肿瘤不仅有火，还有痰湿饮毒瘀等因素，痰湿饮瘀容易被寒凉药物加重，导致肿瘤会很快反弹，这是其远期疗效不明显的原因。中医学认为：湿热如油入面，很难去除湿热中之湿，湿热治疗的重点是先祛湿，湿去热亦清，所以应用紫杉醇时常常配合阿霉素（阿霉素是热药，热药以化痰湿），效果会好一些。法国一研究机构指出紫杉醇治疗乳腺骨肉瘤有效，缘由乳腺部位属阳，所以紫杉醇治疗乳腺骨肉瘤有效。

不能因为上述缺点就否认紫杉醇是好药，紫杉醇在治疗病性属热的肿瘤方面有很强的优势。本人大胆预测，紫杉醇在小细胞肺癌、浅表淋巴瘤、精原细胞瘤等方面还有开发前景，但需配合阿霉素、开普拓等药。

三、开普拓用药为什么不同部位剂量差别这么大

开普拓（CPT-11）在肺癌、胃癌、肠癌、卵巢癌等方面应用较多，效果不错，为什么在小细胞肺癌的剂量低，而在卵巢癌的剂量较大？大家会说是循证医学得出的结论，那么即使是循证医学得出的结论，为什么会这样？恐怕现代医学很难解释清楚，用中医学则很好解释，中医学认为从头到脚火越来越小、寒越来越重、湿越来越多，开普拓治疗寒湿较好，但偏热，所以在上部剂量较低，下部剂量大。

由此可以推断，开普拓治疗肺腺癌、胰腺癌、膀胱癌、原发性淋巴瘤效果会较好，临床仍有较大的开拓空间。

四、为什么健择、特罗凯治疗胰腺癌有效

我应用中药治疗胰腺癌目前能稳定瘤体，改善症状，部分瘤体缩小。我的观点是多数胰腺癌患者是寒湿，所以治疗胰腺癌的西药也应是治疗寒湿药，如健择、特罗凯等药物。但是临床你会发现，这些药物的疗效也不尽人满意，为什么？首先是因为选证不准，用这些药治疗非寒湿型胰腺癌，或寒湿型夹杂其他证型的胰腺癌，所以效果不好；其次是因为没有合适的联合药物，到目前为止，胰腺癌的化疗方案单调，没有突破。

对策：我预测用健择加阿霉素、小剂量紫杉醇可能有效；或特罗凯加小剂量紫杉醇，疗效会提高一大步；或加开普拓也有一定疗效。

治疗寒湿型胰腺癌，培美曲塞也会有效，效果应该比健择力量大。

五、为什么白细胞介素 2 治疗恶性积液好

近年来，医学界为了有效治疗恶性积液，采用了腔内注射化疗药物、白细胞介素 2、高聚生、核糖核酸、中药注射液等，最后大家认同白细胞介素 2 治疗恶性积液效果较好，这是为什么呢？

我在前面反复说到《内经》病机十九条“诸病水液，澄澈清冷，皆属于寒”，恶性积液多为清亮淡黄色，属于寒，寒因热用，治疗恶性积液必须用热药。白细胞介素 2 是热药，所以治疗淡黄

色恶性积液效果好。

从哪里看出白细胞介素 2 是热药呢？从它的副反应！静脉大剂量输注白细胞介素 2 时，皮肤会潮红，皮肤潮红是什么？是热的反应，从这里可以看出白细胞介素 2 是热药。

白细胞介素 2 是热药，要是治疗属热性的血性与乳糜恶性积液会感到不适，如发热、胸闷等。临床选择白细胞介素 2 时要严格选择适应证，一则为了提高疗效，二则为了减少副反应。

六、为什么帕米磷酸二钠治疗乳腺癌骨转移疗效最好？为什么能减轻肿瘤的脏器转移机会

乳腺癌、肺癌非常容易骨转移，帕米磷酸二钠治疗骨转移有效，临床资料显示帕米磷酸二钠治疗乳腺癌骨转移效果最好，肺癌骨转移次之，这是为什么呢？

从中医理论来看，乳腺癌属热性癌症，骨转移以溶骨性转移常见；肺癌既有偏热性的鳞癌、小细胞癌，也有偏寒性的腺癌，骨转移中既可见到溶骨性破坏、也可见到成骨性破坏，只是溶骨性破坏较为常见。

帕米磷酸二钠的副反应是发热、用药后短暂性疼痛加重、心悸等，六淫中什么邪气最容易引起发热？寒邪！什么原因会引起疼痛？也是寒邪。看看疼痛的字的组成一下子就会明白了，疼字为病冬，痛字病甬，甬为“道路不通”。心悸多为阳气受损、心阳不足所致。帕米磷酸二钠是活血药，故能止痛。可见帕米磷酸二钠是凉血活血药。乳腺癌骨转移属热者多，所以帕米磷酸二钠有效率最高；肺癌骨转移属热者较乳腺癌少，故帕米磷酸二钠疗效次之。

肿瘤的脏器转移主要是通过血道转移，帕米磷酸二钠能活血清热，使血液循环正常，避免癌细胞在血管壁日久堆积形成癌灶，从而减少脏器转移机会。它不仅能减少乳腺癌、肺癌的脏器转移机会，而且也能减少其他热性肿瘤脏器转移机会。所以帕米磷酸二钠的适应证绝不是仅仅治疗骨转移疼痛、骨质增生，还可以预防其他脏器转移。此观点不容漠视。

七、肿瘤靶向治疗的喜和忧

21 世纪靶向治疗是肿瘤治疗的重点，它为肿瘤治疗带来了曙光，是医生手中的利剑。不可否认，靶向治疗只是肿瘤治疗的开始，还不成熟，疗效除美罗华、吉非替尼、厄洛替尼外，其他药物有效率还不到 50%，大多数才 10%左右。

目前的困惑：

1. 靶向治疗需要检测组织相关的分子物质，这对基层医务工作者来说很难实现，人们想通过外周血来检测相关指标，但因为外周血和组织有很大差异，因此很难实现。

2. 即使是检测到相关指标，应用的疗效也不满意，为什么？肿瘤是多基因共同作用的结果，绝非单基因的产物，即使你封闭了这个基因，而下游相关基因也会表达，所以没效。现代医学研究仅仅从单基因、局部来看是很难解决肿瘤这个问题的，前景不乐观。

对策：要从宏观角度出发，找出相应的宏观指标，这对靶向治疗是很有益的，宏观角度也就是靠中医宏观辨证了。

第五讲　瘤体发展辨治分析及预后判断

一、如何据肿瘤发展情况分析治疗的不足及采取相应的补救措施

在肿瘤治疗过程中，经常见到肿瘤发展的情况，这是医生和患者极不愿见到的，可是事实就是这样。肿瘤是慢性病，但是是不易控制的病，如何从治疗失败的教训中总结出治疗的不足，及时弥补防止肿瘤进一步发展也是很有意义的，亡羊补牢未为迟晚。下面就谈谈我对这个问题的看法。

肿瘤原发灶增大，没出现新的病灶，这时要考虑到治疗大方向没错，只是抗肿瘤治疗力量的不足，要加大抗肿瘤治疗的力量。

肿瘤原发灶增大，同时在所在脏器内出现新的病灶，这时要考虑抗肿瘤治疗力量不足，同时也要考虑所在脏腑正气不足，这时既要抗肿瘤又要扶助正气，扶正抗瘤并重，如此才能稳定瘤体。

肿瘤原发灶增大，同时多部位转移，而且转移很迅速，这时不仅仅是治疗力量不足的问题，还有可能是正气太虚，大补元气才有可能控制肿瘤。

二、如何粗略推算病危患者去世时间

危重的肿瘤患者去世时间有没有规律呢？要是有该如何推

算呢？大家可能听说过通过《易经》可以推算患者的大概去世时辰，可掌握《易经》的人太少了，学好《易经》并非一朝一夕之事，那么我们所学知识中有无这方面内容呢？有！《伤寒论》中有介绍，内容是“六经欲解时”，在《伤寒论》中六经每篇都有欲解时，有欲解时自然有欲剧时，欲解时之外的时间即为肿瘤患者去世的大概时辰，欲解时之后患者容易去世。医生了解这些，可以给患者家属交代患者病情，让患者家属做好心理和物质准备。临床可据肿瘤患者即将去世前的临床表现，判断归属六经的哪一经，然后粗略判断去世时间，往往有较高的准确率。肿瘤患者临终前多有少阴病、太阴病、少阳病，必须强调的是这里所谈的哪一经是临终前的症状表现符合哪一经，而非患者所患疾病。如病人患肺癌，原本属太阴病，临终前却表现为少阴病——脉微细，但欲寐，安静嗜睡，不喘憋，那么患者去世时间一般不会在晚 11 时—晨 5 时，晚上 11 点前患者没去世，那么去世时间应在晨起 5 时以后，去世时间非太阴病的欲解时“亥至丑上”之外的时间。有意思的是肿瘤危重患者即使给予积极的抢救治疗（除非呼吸机辅助治疗），其去世时间与六经欲解时仍有较高的符合率。要认识六经欲解时缘由，《包氏医宗》所谈“六经欲解时”很有见地，可作为参考。

《包氏医宗》乃上海包识生先生之大作，一共 3 集，阐发仲圣言外之旨，注释颇有卓见，堪为后学津梁，为医生愈求真学不可不读是书。原文为：

（一）问曰：太阳病欲解时，何以在巳午未三时？

答曰：太阳者，大阳也，日中之阳为太阳，太阳病之虚者，得天地太阳之助力，正旺而邪衰，故病解也。

（二）问曰：阳明病欲解时，何以从申至戌上？

答曰：阳虚得阳则病愈，此言阳明虚从治之法也，按三阳主时，少阳最早，太阳居中，阳明最迟，为申酉戌三时，此三时属日晡之候，阳明之虚证，故得此时而愈；而阳明之实证又逢此时而剧也，故曰日晡所发潮热者，属阳明也，宜承气下之，先师虽未明言实反，然在太阳以详论其理，读者宜三反也。

（三）问曰：少阳病欲解时，何以从寅至辰上？

答曰：少阳者，小阳也，寅卯辰日出未高，阳犹小也，同气相求，虚证得助而愈也。此言虚证从治法也，按少阳属木，木主寅卯，正木气当旺之时也，春日亦为阳气渐旺之时，亦主木气发生之候，寅卯辰实与正二三月义同也。

（四）问曰：太阴病，欲解时，何以从亥至丑上？

答曰：亥为阴之终，子为阳之始，太阴属土，有阴阳消长之权，故虚者不能行其职权时，得天机之助，故愈也。此言太阴虚证从治法也，夫太阴之主时，起于亥接近阳明之后，过子终于丑，连贯三阴，故为三阴之母也……

（五）问曰：少阴病，欲解时，何以从子至寅上？

答曰：肾水正北坎方也，一阳初动，得时而兴，子时应运故也。按少阴以阳生为佳兆，半夜人气列尾闾，为真阳发生之候，故少阴病得时而愈也。但虚者得旺时而愈。

（六）问曰：厥阴病，欲解时，何以从丑至卯上？

答曰：厥阴为纯阴之地，中含少阳，丑寅卯夜将尽而日将始，又为少阳主气之时候，故内有二时与少阳相共也。

包识生先生于太阳篇还有一段六经欲解时的综论，请看下文。

“按一日十二时，三阳居九，三阴居五，寅时为日出天晓之时，阳气初出，仍是小阳，小阳者，少阳也，故寅卯辰三时为少阳所主，少阳虽主三时，尚含厥阴母气二时在内，如哺乳小儿在母怀中时候更多也。小阳渐大日渐高，至巳午未三时，日居天中则小阳变为大阳矣，大阳者太阳也，故巳午未三时为太阳所主，阳气由小而大，大而必旺，旺则极明，故曰阳明，日已斜西，阳气衰老，阳明者，纯是一个老阳也，故申酉戌三时为阳明所主。阳已衰老，日落西山则太阴出现，故亥子丑三时为太阴所主，太阴之后，子时阳气渐多，阴气渐少，少者少也，故子丑寅三时为少阴所主。两阴交尽曰厥阴，厥阴者，老阴也，阴老必衰，则阳气渐旺，而且中含少阳，故丑寅卯三时为厥阴所主也。夫病之虚者，得旺时而愈，实者得旺时而剧……先师下一从字，甚有深意即虚从之谓也。”

医论医话篇

第六讲　理论探索

第七讲　针灸新知

第八讲　中药心得

第九讲　方剂演义

第十讲　饮食须知

第六讲　理论探索

一、肿瘤脉学要义

在肿瘤科，有机会可以诊治许多阴阳离绝患者，患者脉多微细，是元气将尽之象。《内经》所言的绝脉之象并不常见。《脉要精微论》曰："夫脉者，血之府也。长则气治，短则气病，数则烦心，大则病进。"脉大主病进是非常有道理的，部分患者脉大而且滑数象往往复查发现疾病进展。发现脉大之象要尽快复查、尽早治疗。

脉燥主火郁，近代名医赵绍琴、李士懋多有提及，升降散治之有效。临床还经常可见到脉硬，为弦紧明显之象，《内经》言其"真肾脉至，搏而绝，如指弹石，辟辟然"，非常形象，乃真寒之象，应给予附子、川乌、草乌、硫黄大剂温阳，否则病难恢复。历史上对脉硬认识者只有恽铁樵，认为脉紧无汗，为寒邪在表，属太阳证；脉紧甚至脉硬而反汗出者，乃少阴亡阳之证。事实不然，脉硬无汗也见于体内极寒之证，临床不可不知。

另肿瘤患者阴阳气血俱虚，如何辨其阴阳多少？唯有脉象。从脉势分辨，来急去缓则阳虚重，来缓去急为阴虚重，为何？来为阳、去为阴，临床如结合运气学、甲印，辨证准确率非常高。大家不重脉势，诚不懂脉也。《内经》有专篇讲脉势，不可小视。

王叔和说脉象“心中了了，指下难明”，其实许多中医把脉是找自己习惯的脉象，用习惯的脉象辨证用药，这就如同临床中医抓主要症状辨证一样，并不是仔细辨每个脉象，这就是中医把脉不言之秘。

二、看甲印了解哪些人“虚不受补”

从古至今从没有一个中医医生能简单地说清哪些人“虚不受补”，其实很简单，看甲印。两个手甲印超过8个者就容易上火，甲印大者上火会明显，这些人即使身体虚，用补药也容易上火，所以慎补。慎补不是说不用补药，可以用补药，在补的同时加菊花、玄参等治疗上焦火热的药物即可。

此外患者的运气学中火的因素多容易上火，这类患者用补药时要慎重，不能单纯补益，要在补益基础上加用辛凉清热药物。此不可不知，否则患者会认为你的医疗水平低。

三、用中医阴阳理论看肿瘤部位与肿瘤病理关系

从事肿瘤工作的医生都知道，消化道肿瘤中咽喉部、食道往往是鳞癌，一到贲门就变成腺癌了，直到乙状结肠，仍是腺癌，可到肛管就又变成鳞癌了，很多人解释不清为什么会这样，咽喉食管接触热的刺激性的食物多，容易变成鳞癌（鳞癌中医认为是火热伤阴），到胃中不是直接刺激，肛管周围反复受刺激产生热，所以鳞癌多见。皮肤多见鳞癌，与阳气多布于表有关，中医认为阳气者烦劳则张，所以皮肤多见疮疡。乳腺癌布于表，辨证为火热者居多，浅表淋巴瘤属火热者也多，不能单纯用温阳方法治疗

乳腺癌、浅表淋巴瘤。再看肺癌，从影像学角度看，鳞癌、小细胞癌多在大支气管附近，而腺癌多为周围性肺癌，所以中医认为鳞癌、小细胞癌为火、为热者多，腺癌寒湿者居多。再看看诱因，鳞癌、小细胞癌吸烟者多见，烟为火热之邪，往往损伤呼吸道，所以容易发生鳞癌、小细胞癌。再全面看看大气管部位肿瘤、贲门部位以上、肛管肿瘤、皮肤、乳腺癌、浅表淋巴瘤多与外界直接接触，容易形成鳞癌。对了，还有鼻咽、子宫颈多为鳞癌，也为与外界直接接触有关。这可能是自然界万物相通的结果。

四、哪些肿瘤患者化疗会引起“化学脑”

近年来医学家们经过大量研究发现，化疗可引起患者记忆力明显下降，把化疗引起的认知功能障碍起名为“化学脑”。

专家研究发现，许多接受化疗的病人学习新事物和数字的计算能力有所下降，阅读理解能力下降，还可出现记忆力减退和注意力不集中的表现，这些都是“化学脑”的症状。

美国一癌症中心曾研究发现，33%的病人在化疗前已经存在着语言学习能力和记忆的损害，化疗后61%的病人出现记忆和学习能力的下降；化疗结束一年后，大约50%的病人认知功能有改善。因此，专家认为，“化学脑”不仅与化疗有关，还可能与癌症病人全身免疫反应和遗传的易感性有关。无论是健康人，还是癌症病人；无论是化疗前，还是化疗后的病人，出现了“丢三落四”等认知功能减退应该怎么办？①目前主要是在日常生活中积极训练来解决这一问题，每天有规律的生活，应用图形观察和文字线索来训练记忆能力。专家认为，通过积极训练，是可以改善认知功能的。②应用中药可明显防治“化学脑”，如黄精、当归等。

大家对肿瘤患者化疗后记忆力下降、容易忘事早有发现，临床上并不少见，但未引起足够重视。自2006年美国科学家提出“化疗脑”以来，人们才给予了较多关注和重视。有人提出“化疗脑”与患癌有关，如乳腺癌常见；也有人认为，与化疗药如卡氯芥、顺铂和阿糖胞苷等化疗药物有关，研究人员利用活体动物模拟了人体使用这些化疗药物的情况——当红细胞注射了相应剂量的药物后，即便停止化疗，细胞分裂的数量仍会持续下降几个星期。特别容易遭到攻击的神经细胞位于海马状突起——一个重要的记忆中心—和少突细胞，后者能够合成一种名为髓磷脂的化学物质，髓磷脂用来隔离神经细胞，从而使电脉冲在大脑中迅速传播。“化疗脑”对生存时间较长又从事脑力工作的肿瘤患者危害尤大，有时会使其失去工作机会甚至经济来源，必须引起足够重视。

我通过三年来对百余例肿瘤患者化疗后观察，发现出现“化疗脑”的患者多为化疗时消化道反应重，尤其是呕吐、腹泻较重的患者。

消化道反应中医归为阳明胃肠疾患，而记忆力中医归为脑。脑为髓海，属奇恒之府，在现代医学里，脑为中枢神经系统所在地，记忆是其功能的一部分。脑与胃肠有无关系呢？肯定地说有。医圣张仲景在《伤寒论》中把凡是有关精神异常的证集中在阳明病篇讨论，部分在少阴病篇，尤其是把善忘放在阳明病篇。《神农本草经》记载黄连“久服令人不忘”，黄连本为清阳明之火要药。近代有人也通过调脾胃治疗神志异常病，不论从病因、治疗皆证实脑与阳明的相关性。现代医学同样证实了脑与阳明的关系，早在2000年9月27日《参考消息》登载了一篇题为“人有两个脑”的研究文章。文章作者为伦敦大学的戴维·温格特教授，戴维教授通过长期研究发现，成千上亿的神经元细胞除了主要聚集在大脑，构成我们熟知的中枢神经系统外，还大量聚集在肠胃。于是提出了“神经元胃肠学说”，认为胃肠有可能成为人体的第二大脑。中西医对胃肠道与脑的关系有助于理解消化道反应对“化疗脑”的影响。

五、从易经“四象”看导赤散、小柴胡汤选药根据

“四象”是《易经》词语，在《易经》少阴图形是⚍（阴爻在上，阳爻在下），少阳图形是⚎（阴爻在下，阳爻在上），-- 为阴爻，一为阳爻。少阴阳爻在阴爻下，治疗少阴君火病必须溶阴化阳，所以在方剂中加入生地等养阴清火之品效果才满意；少阳阳在阴上，治疗少阳相火直接清热即可，不用考虑阴邪，用小柴胡汤。从这里可以看出医易同源，了解古人方剂不能想当然地解释，从《易经》理论很好解释为什么导赤散用生地。

六、肿瘤常用治法个人见解

肿瘤的形成、生长过程是机体的正气与邪气斗争消长的过程。大家很熟悉正气概念，不用解释。邪气大致为气滞、血瘀、热毒、痰湿、癌毒等。针对这些病因，中医界提出了“扶正培本”“清热解毒”“活血化瘀”“软坚散结”“以毒攻毒”“化痰利湿”等治法。

（一）扶正培本法

此法最常用，可许多医生不管什么肿瘤、不管什么阶段、甚至不管气血寒热阴阳，一律补气养血、健脾和胃、滋补肝肾，能取得好的疗效吗？扶助正气在肿瘤治疗中非常重要，是肿瘤治疗的重要组成部分，但是如何扶助正气是肿瘤治疗的难点。我的认

识是：在疾病早期，病灶局限在一个脏器内要强调脏腑辨证，以补某一脏正气为主，同时兼顾该肿瘤容易转移的脏器部位辨证用药。在这里要强调的是每个脏腑都有其独特的特点，都有不同的补法，单一补益药物不可能调补所有脏腑。到多个脏器转移时，这时元气大虚，主要是阴阳辨证，大剂量补阴或补阳以大补元气，扶正培本，如此方有可能挽回病情一泻直下局面。

（二）清热解毒法

此法中医医生最喜欢，认为肿瘤就是虚损和热毒，错误理解为含有补益药加清热解毒抗肿瘤药的一张方子就可以对肿瘤攻无不克、战无不胜，这是中医肿瘤界最大的耻辱和悲哀。肿瘤是有热毒，但并不是所有肿瘤都为热毒，也不是每个阶段都有热毒。我的体会是如头颈部肿瘤、乳腺癌、皮肤癌、外阴和子宫颈癌、食管癌、中心型肺癌、肛管癌等肿瘤与火热密切相关，这些肿瘤如用清热药物，或辛凉解表药物、或清热解毒药物、或清热燥湿药物等尚可取得部分疗效；但即便如此许多肿瘤应用清热解毒药也不宜过多、过量，否则会促进肿瘤进展。为什么？许多肿瘤并不是火，而是寒、痰、瘀夹杂，应用清热解毒药物会加重这些致病因素。古人云“积阴之下必有伏阳”，伏阳是在积阴之下，过用清热药会加重阴邪。其实早在宋代窦材《扁鹊心书》中就谈到“热病属阳，阳邪易散易治，不死；冷病属阴，阴邪易伏，故令人不觉，久则变为虚寒，侵蚀脏腑而死。”从此不难看出内脏肿瘤多为阴寒所致，形成时间较久，预后差；而属于阳邪引起的肿瘤病史并不长，预后好，生存期长。事实的确如此。这就很好地解释了乳腺癌、甲状腺癌形成时间短、预后好而肝癌、胰腺癌预后差的原因，同时也为我们治疗这些肿瘤提供了大的治法。通过这些资料还可以分析得出体质强、病期早的肿瘤如生长快可从火热角度考虑，可以重用清热解毒以缓解生长迅猛之势。

此外放疗、大多数微创治疗引起的副反应多辨证为火热所伤，也应应用清热之法。

有人会说，肿瘤与炎性介质密切相关，应该清热解毒。我如实告诉大家，慢性炎症不尽是热证，不应单用清热解毒。大家都知道慢性盆腔炎单用清热解毒效果不好，必须温阳活血清热效果才好，肿瘤也是如此或者说更是如此。美国一位学者研究发现黄连提取物作用于乳腺癌的癌细胞，其产生的肿瘤坏死因子是未给药癌细胞的一百多倍，而对肺腺癌细胞才产生数倍的肿瘤坏死因子，他很难解释这个问题。其实这个问题很简单，乳腺癌属热痰、肺腺癌属寒湿，黄连能燥湿清热，与乳腺癌病机相符，故而产生的肿瘤坏死因子很多，对肺腺癌的病机不甚适宜，故而结果不理想。如此看来肿瘤并不都属于热，许多属于寒。

（三）活血化瘀法

此法是建立在肿瘤的临床表现及现代医学的肿瘤血液高凝学说基础上的。中医学认为，瘀血是肿瘤的病因病机之一，肿块的形成与瘀血有关，早在《内经》中就有不少关于“积聚”“石瘕”等与血瘀证的关系的论述。如《素问·举痛论》曰：“寒气客于小肠膜原之间，络血之中，血泣不得注于大肠，血气稽留不行，故宿昔而成积矣。”《灵枢•水胀篇》曰：“石瘕生于胞中，寒气客于子门，子门闭塞，气不得通，恶血当泻不泻，衃以留止，日以益大，状如杯子，月事不以时下。”指出肿块、石瘕的形成原因之一与寒邪内侵、瘀血内蓄有关。肿瘤患者在临床上多表现出与瘀血有关的症状与体征，如肿块固定、痛有定处、日轻夜重、皮肤黯黑、肌肤甲错、唇舌青紫、舌有瘀斑瘀点及舌下静脉曲张、脉沉涩等。现代医学认为，癌细胞释放出的某种物质容易引起血液高凝，高凝又为癌栓的形成、转移创造了条件，故活血化瘀为恶性肿瘤治疗的重要法则。

因血瘀证的形成原因不同，证候表现不同，故临床上往往有理气活血、补气行血、养血活血、温经活血、泄热破血等不同疗法，一般完全单独运用活血化瘀的情况不太多，大多是结合其他疗法同时使用，运用时应细加分辨。

目前有一个说法是活血药物容易促进转移，而临床许多肿瘤患者存在程度不同的血瘀，大多数医生不敢用活血化瘀药物。活血化瘀药物有这么可怕么？一点都不可怕！要是临床发现有血瘀情况你完全可以用活血化瘀药物。我个人认为痰、瘀、毒是肿瘤形成的三个重要因素和重要病理产物，痰阻容易导致气滞血瘀，血瘀则血液运行不畅致使水液渗出脉外导致痰湿，痰阻血瘀致使组织缺氧容易出现癌基因突变或出现癌毒，痰瘀毒交织在一起日久形成癌肿，所以治疗癌肿祛痰活血抗癌缺一不可。

我在临床观察到许多患者出现骨转移时存在肾虚并不多见，而更多的是由于血瘀伴血热，为何？从临床症状看，骨转移的疼痛，夜间加重，符合血瘀特点；再从舌象看，很多骨转移患者存在舌偏暗、或紫或有瘀斑或舌下静脉曲张，此必为血瘀。血瘀容易理解，为何说夹热？要解释清楚这个问题可从治疗骨转移的有效药物看，治疗骨转移的有效药物是解热镇痛药、双磷酸盐类而非吗啡类，解热镇痛药属于中医辛凉解表药，依此解释骨转移存在血热容易理解，双磷酸盐类说其为辛凉解表就不容易理解。其实也不难理解，双磷酸盐常见副反应是疼痛加重、发热，什么情况下容易疼痛？寒邪最容易引起疼痛，什么情况下出现发热？单纯内热不容易引起发热，即使发热也不会太高，内热夹有外寒时极易发热、高热，如此就不难理解双磷酸盐也为辛凉清热药了，这样就可以推测骨转移除有血瘀外还夹有内热。治疗骨转移应活血清热方为正治。

（四）软坚散结法

凡能使肿核、结块软化或消散的方法称之为软坚散结法。临床上常与其他方法配合，很少单独使用。很多肿瘤属于中医“癥瘕积聚瘰疬”等范畴，究其原因，或为痰浊凝聚，或为瘀血内停，或为气机郁滞，均为邪气聚结于某一局部的表现，临床上往往见有肿块硬结，积聚痰核，有的推之可移但大多数固定不移或边界不清，增大迅速。往往因气滞、血瘀、痰浊、癌毒等病因的不同而出现不同的伴随症状。根据《内经》提出的“坚者消之……结者散之”的治疗原则，或化痰散结，或化瘀散结，或理气散结，或解毒散结等。常用药物有昆布、海藻、夏枯草、牡蛎、穿山甲、鳖甲、龟甲、僵蚕、莪术、土元、猫爪草、浙贝母、黄药子等。

（五）化痰利湿法

此法临床常用。肿瘤之成因，除了血瘀外，痰湿凝聚也是主要病因病机。朱丹溪首先提出肿瘤的发生与“痰”有关，又称“痰之为物，随气升降，无处不到”，又如《医学入门》曰：“盖瘿瘤本共一种，皆痰气结成。”肿瘤形成之后，痰湿还是肿瘤的重要病理产物，临床上很多肿瘤常出现痰湿症状，如食道癌常因管道狭窄而致痰涎壅盛、肺癌的咳嗽痰多、癌性胸腹水等。因此，化痰祛湿法也是肿瘤的重要治法之一。临床上以祛湿利水治有形之水湿，以芳香化湿、淡渗利湿、健脾燥湿、温化水湿等治疗肿瘤所表现的无形之湿，不但可以改善症状，有些肿瘤还能得到有效控制。

很多肿瘤的痰湿非半夏、胆南星、瓜蒌、薏米等所能奏效，需用海浮石、青礞石等化顽痰。而且部分与痰湿饮密切相关的肿瘤需用甘遂、大戟、芫花等峻猛铲除痰饮之品方能奏效。

中医对痰、湿、饮有明确的辨证指证，治法也不尽相同，中医临床医生必须明识。

我的观点是除临床出现痰湿症状当辨其痰湿外，还可从痰湿的生成、痰湿引起的体征来辨证。中医认为脾胃为生痰之源，肺为储痰之器，故而胃肠道、肺部肿瘤极易出现淋巴结转移；胆为清净之官，最易为痰湿所扰，故而胆系肿瘤容易出现淋巴结转移；此外与湿密切相关的肿瘤很难切除干净、很容易出现周围浸润转移，如原发性脑瘤、胰腺癌、胆道肿瘤、卵巢癌等就是这种情况，治疗这些肿瘤时应重点从痰湿论治。淋巴结转移多为痰湿所致，如肿瘤出现淋巴结转移说明患者痰湿较重，需要加强祛痰化湿治疗。

并不是所有肿瘤都存在痰湿，如肝细胞肝癌。肝细胞肝癌即使肿瘤位近包膜也不容易浸润肝曲部位肠道，肝细胞肝癌不容易出现淋巴结转移，所以肝细胞肝癌的治疗祛湿化痰不应是其选用的主要治法。

（六）以毒攻毒法

肿瘤是癌毒，必当以毒攻毒，前面有详细论述，此处不再累述。

七、补肾健脾治疗肉瘤

肉瘤与癌同属恶性肿瘤，是恶性肿瘤的一种，多见于儿童和青少年。肉瘤来源于间叶组织，可发生于任何部位，恶性程度高，预后差。中医药治疗肉瘤报道很少，没有完整理论体系。我认为可以从补肾健脾角度治疗肉瘤。理论依据是肉瘤来源于胚胎发育过程中间叶组织，间叶组织患病属先天不足所致；肉瘤多见于儿童和青少年，儿童和青少年发病多为先天不足，所以治疗肉瘤应该从先天肾元论治，先天需要后天滋养，也需少佐补脾健胃药物。治疗肉瘤补肾健脾是根本。

当然了肉瘤可以发生在身体的任何部位，治疗也不尽相同，辨证以脏腑辨证为主。位在胸膜者宜益气养阴化痰利水，位于肝者宜养阴血补肝气，位于子宫卵巢者宜养血调冲任温阳化湿，位于躯干四肢骨骼者宜补肾健脾祛寒化痰强骨，位于胃肠者宜健脾和胃化痰。但有些肉瘤并不在脏腑，如位于腹膜后、纵隔、盆腔等，此时无脏腑可辨，宜采用三焦辨证。个人补充三焦治法为上焦宜益气温阳化痰降逆、中焦宜和胃补脾化痰、下焦宜温阳利湿。当然，辨证时宜脏腑辨证与三焦辨证并举，如子宫内膜肉瘤，既应养血调冲任又当温阳利湿，四物汤加桂枝茯苓丸加斑蝥等药才有疗效。

肉瘤术后极易复发，晚期多出现肺、肝、骨、淋巴结等转移，中医药在辨证的基础上加斑蝥，坚持服用2~3年可显著减少肉瘤术后复发与转移，中医药在预防肉瘤术后复发方面发挥了重要作用。易肺转移者加益气养阴补肺之品；易肝转移者加养阴补血疏肝之药；易骨转移者加补肾强骨活血之类，易淋巴结转移者加化痰抗癌之壁虎、蟾皮等。

中医药治疗肉瘤主要体现在预防肉瘤术后复发转移、控制消灭肉瘤、改善症状、提高生活质量、减轻放化疗副反应等方面。

中医药在肉瘤治疗中占有重要地位，要取得较好疗效需掌握以下几点内容：

1. 辨证要准　阴阳是辨证总纲，首先掌握肉瘤患者是阴证还是阳证，才能掌握治疗大法。

2. 治疗宜早　肉瘤手术后尽早服用中药，可明显减少复发、转移几率，治疗也较容易。

3. 合理应用斑蝥 斑蝥在肉瘤治疗中发挥着重要作用，可斑蝥有剧毒，服用要慎重，要在有经验的医师指导下服用，严格掌握其服法、用量，了解副反应及其防治。此外要强调的是单用斑蝥治疗肉瘤效果并不十分理想，要在辨证基础上加用斑蝥才有较好疗效。

第七讲　针灸新知

一、针刺治疗深静脉穿刺术后颈部肿胀、上肢不适

肿瘤患者输液较多，许多化疗药物及中药对血管刺激较大，常采用深静脉穿刺，但深静脉穿刺是盲穿，导丝容易进入颈静脉，出现颈部肿胀疼痛、上肢不适，应用抗炎及中药外敷效果不理想，可采用针刺下渚穴位疗效较好。

针刺方法：取患侧下渚穴，与皮肤呈 15℃进针，得气后，使针感传至肩部，每 10 分钟行针 1 次，每日 1 次，每次 30 分钟，连用 3~5 次。

该方法不仅可治疗锁骨下静脉穿刺术后颈部肿胀，还治疗咽痒咳嗽、咽痛、食道烧灼感等，效果也较满意。

二、艾灸长强穴治疗尿失禁、强壮身体

尿失禁，肿瘤患者临床常见，或因骶尾神经受侵、膀胱癌反复灌注引起，主要病机为肾虚，偶有应用露蜂房烤炭口服有效者，但大多数患者无效。我应用在骶尾椎刺血拔罐、或艾灸长强穴有效，往往骶尾椎刺血拔罐 1 次见效，艾灸长强穴 3 天起效，皆较药物起效快。

长强穴，含循环无端强壮之意，在尾骨尖端下，尾骨尖端与肛门连线的中点处。是督脉之络穴，为交通任督二脉之要穴，为阳气原动力。艾灸长强可壮元阳、滋元阴，故而能治疗肾元不足的尿失禁。每日 1 次，每次 30 分钟，在治疗尿失禁的同时，可以强壮身体。

三、快速恢复身体保健要穴

我常用关元穴升高白细胞、用神阙穴治疗许多肿瘤相关疾病。我到广州会诊时，对这两个穴位认识深度得以升华。2009 年春我到广州某肿瘤医院会诊，患者为胆囊癌，大量腹水，发热，在我会诊前患者因痰滞喉间引起昏迷、休克 4 小时了，手足冷，血压下降，主管医生该用的药都用了，丝毫无好转迹象。我面对患者苍白的脸和家属焦急信任的目光，决心用艾蒿灸治一下。由于一时无法找到无烟艾条，就用艾卷熏治神阙、关元，仅仅灸了 20 分钟，护士就来阻止了，因为烟雾太大，怕引起火灾，坚决不让灸治，我们只好在外面休息室休息，不一会儿患者儿子来告知，患者已苏醒，呼之能应，手足渐温，并把防火感应器用塑料纸包好，建议继续灸，再灸治 20 分钟后护士又来阻止，只好再次停下来，继续休息，同时在省城药店继续寻找无烟艾条，大概 10 分钟后，家属高兴地来告知患者睁眼了，可以听懂别人话语，可以表达自己意见了，手足能伸缩。后来找来 6 根无烟艾条，继续灸治，患者两眼有神了，手足温了，停用升压药后血压正常了，血氧饱和度即使在吸痰时仍能在 92%左右，心率由原来的 95 次 / 分左右降到 86 次 / 分左右，呼吸也由原来的 34 次 / 分降到 26 次 / 分左右，一切变得平稳。灸治成功了。

中医学认为关元位于神阙穴下 3 寸（针灸学尺寸），是真气蓄积地，病危患者元气大虚，灸治关元可以激发元气，治疗危重患者，诚可行也、可信也。

北京某中医院一医生，其母亲病危抢救无效，心电图已变成直线了，别人劝其放弃，但这个医生极其执著，开始灸治神阙穴，4 小时后，患者苏醒，之后生存了较长时间。

但对于肿瘤晚期衰竭患者，在弥留之际用艾灸效果不佳，缘由真气已经耗竭，短时难以恢复。

还可以用老母鸡炖黄芪恢复身体，用老母鸡一只，生黄芪 50~100g，慢火炖，去肉，吃汤，此为一星期的量。若患者容易上火可再加野菊花 30g，此食疗方可帮助患者恢复身体。此为张代钊教授一个患者的传授方，那时我刚博士毕业。该患者是张代钊教授的一位广东鼻咽癌患者，在 70 年代患鼻咽癌放疗后，多次化疗后病情进展，吞咽困难，极度消瘦，医生已经束手无策了，病人由家属搀扶回到老家。患者在老家用老母鸡炖黄芪，吃了一个月，患者体质慢慢好了起来，肿瘤还在长，但速度明显减慢。既然医生没办法了，患者只有自救了，继续服用半年后瘤子稳定不长了，3 年后瘤子慢慢消退了。30 年后某一天来找张教授，着实让张教授吓了一跳，因为 30 多年患者未与张教授联系，当年患者已经奄奄一息，张教授认为患者可能早已不在人世了。老母鸡大补五脏六腑，健脾和胃，黄芪补五脏，在元气不足的情况下，先补元气既可恢复身体又可控制肿瘤。正所谓正气存内，邪不可干。

第八讲　中药心得

一、烧干蟾在肿瘤治疗中新用途

蟾蜍做药用由来已久，在肿瘤治疗方面多用于肺癌、肝癌、胃肠癌等，疗效较好。我在肿瘤临床中体会到蟾蜍宜炭火烤焦、宜水煎，烧干蟾在治疗肿瘤出血、淋巴转移癌、皮下转移癌、恶性淋巴瘤及癌性腹水等方面有明显疗效。

（一）治疗肿瘤出血

肿瘤出血是肿瘤常见并发症，其量或多或少，部分患者应用常规中西药物仍无效，这时应用烧干蟾，往往 1~2 日出血量减少，7~10 日血止。蟾蜍生者或鲜者破血力量极强，促进出血，但经炭火烤焦后存性，又有很好的止血作用，烧干蟾多用于便血、咯血、鼻衄等症。如秦皇岛市一石姓女患者，为胃印戒细胞癌（IV 期），在北京某肿瘤医院行开腹探查术后即便血，生活质量差，不能化疗，血红蛋白 5.6g/L，大便潜血 (++++)，遍服中西药物无效，予口服烧干蟾每日 10g，浓煎饭后频服，3 日就无血便，大便潜血 (+)，7 日后大便潜血 (–)，之后一直未见便血。又如北京市一李姓男患者，为肺腺癌 IV 期，体质差，未行放化疗，首发症状为痰中夹有血块，也遍服中西药物未见好转，口服烧干蟾 10g，浓煎饭后频服，两天后痰中未见血块，仅见少量血丝，7 天后痰中无血。

（二）淋巴转移癌及恶性淋巴瘤

淋巴转移是恶性肿瘤常见的转移途径，有些肿瘤对放化疗不敏感，部分淋巴转移癌原发灶不明，放化疗方案不明确，而且出现淋巴转移癌患者部分生活质量差，难以接受放化疗。烧干蟾不仅对淋巴转移癌有效，而且对恶性淋巴瘤也有较好的效果。如上述的秦皇岛市一石姓女患者，胃印戒细胞癌广泛转移，左锁骨上淋巴结转移融合为 1.2cm × 1.4cm 肿块，每日浓煎烧干蟾 10g，饭后频服 7 天后肿物缩小为 0.6cm × 0.6cm，10 天后未能触及肿物。又如呼和浩特市一非何杰金氏淋巴瘤患者（Ⅳ期），曾予放疗化疗，近出现发热，腰痛不能坐立，肝功能明显异常，肿瘤细胞骨髓浸润，白细胞低，不愿接受化疗，予烧干蟾为主中药煎服配合金龙胶囊，4 天后热退，7 天后腰痛明显减轻，15 天后腰痛消失，32 天后胸腹部 CT 未见异常。

（三）皮下转移癌

皮下转移也是恶性肿瘤的转移方式之一，转移数目多且全身各个部位皆可出现，目前治疗方法不多且效果并不理想，应用烧干蟾一般 30 天左右皮下转移癌可消失。如北京市顺义区一栾姓女患者，为广泛期非小细胞肺癌，因经济拮据，仅予一疗程放疗，放疗后不足两月，手背及后背可见 3 个皮下转移灶，最大者 2.0cm × 2.0cm，每日口服烧干蟾 10g，1 月后皮下转移灶消失。

（四）癌性腹水

腹水是恶性肿瘤常见并发症，具有顽固、量大、易反复的特点。目前治疗腹水的方法主要为化疗、利尿、补充蛋白治疗。烧干蟾具有抗癌利尿作用，但临床用其治疗腹水并不多，我根据“内病外治”理论及中医辨证，结合脐部无真皮组织、大分子物质宜通过的特点，且灸脐有温阳通络利尿作用，以烧干蟾为主药，配合温阳活血利尿中药，浓煎成膏，药灸脐部，疗效显著，而且避免了晚期肿瘤大量腹水服药困难的不足。

蟾蜍抗癌作用强，但其副作用多是限制其广泛应用的原因，经炭火烤焦后存性，其止血作用很强，且其心脏毒性明显减轻。烧干蟾水煎口感味辣涩，有消化道反应如恶心、食欲差，甚则呕吐，单药宜浓煎，饭后少量频服。

针对恶心呕吐，我曾用竹茹、旋覆花一同水煎效果不好；研末装入胶囊，效果也不好；配合止酸药物如法莫替丁、奥美拉唑和保护胃黏膜药物如硫糖铝等效果还是不好；用新鲜牛奶泡 3 天后副反应没减轻；最后发现蟾皮经暗炭火烤到一定程度后应用效果较好，副反应较轻。

二、壁虎化痰散结散瘀祛风通络开胃，治疗肿瘤淋巴结转移有殊功

淋巴结转移是肿瘤转移常见途径之一，目前西医治疗淋巴结转移药物较少，效果不满意。中医学认为淋巴结转移病因是痰湿凝结，但如认为单纯用化痰散结药物淋巴转移灶就能解除就大错特错了。

首先造成淋巴结转移的是痰湿，痰湿的形成与瘀有关，瘀和痰湿互为因果，治疗痰湿要化瘀，壁虎能温化痰湿、行血化瘀，自然可治疗淋巴结转移。

而且痰湿为脾胃所生，如脾胃虚弱，运化无力，痰湿内生，则淋巴结转移灶不易消。壁虎臭秽，可醒脾化湿健胃，部分患者服用壁虎后食欲大增，相对于其他抗肿瘤药多伤胃而言不能不说是一大优点。

壁虎可祛风，对原发性脑瘤和转移性脑瘤属于夹风的肿瘤有较好疗效。

大家熟知通络的药物，也知道经络是联络脏腑的通道，但这只是大脑中一个简单的概念和符号。大多数中医生没有深究通经络可交通脏腑之间联系的功能。肿瘤患者往往是多脏腑功能失调，在调整脏腑功能的同时给予通经络往往事半功倍，壁虎有通络之功，也非他药能比。

肿瘤破溃创面表浅而大，可将壁虎研成细末外敷；如形成窦道，可将壁虎尾从破溃的小口插入，治疗溃疡兼顾引流。

临床必须认识到不同部位淋巴结的寒热性质不同。转移到颈部、锁骨上、纵隔是痰湿夹火，需加清热化痰药物如猫爪草、海浮石、青礞石；转移到腹腔是夹寒，需加温化寒痰药物，如白芥子、附片、干姜；转移到腹股沟与肝寒有关，需加荔枝核、橘核等。

壁虎还可治疗食管癌、胃癌、肠癌、肺癌、乳腺癌、骨肉瘤等，有较好疗效。

壁虎用量宜大，研末冲服宜10克，完整壁虎水煎服宜30克。壁虎副反应较小，古人用铜勺简单炒之即可解毒。十余年来我仅见一例患者，有副反应，表现为口唇肿胀疼痛，停药后好转。

三、斑蝥治疗肉瘤作用及炮制方法

早在宋朝《仁斋直指方》中就记载了斑蝥有治疗乳癌及腹部癌的作用。古人常用“斑蝥煮鸡蛋，弃斑蝥食蛋”的偏方治疗肝癌及其他消化系统癌症，至今仍在民间沿用。同时还对肺癌、骨及软组织肉瘤等也有一定疗效。我曾应用斑蝥配合六味肾气丸、阳和汤治疗二百余例骨肉瘤患者，1 年、2 年、3 年生存率分别为 85.7%、60.7%和 35.7%，取得很好疗效。其中两年生存率与纯西医治疗比较明显提高，其近期疗效明显好于纯西医治疗。很少出现新转移灶及局部复发。该药可明显缓解临床症状，尤其是止痛作用好，临床观察一般 1 周内疼痛减轻，1 个月内疼痛消失。

我应用斑蝥治疗肉瘤较多，斑蝥性寒、味辛，有大毒，入大肠、小肠、肝、肾经，是治疗骨肉瘤的主药。据《神农本草经》记载，斑蝥可以治疗痈疽、溃疡、癣疮等病证，具有攻毒蚀疽、破血消瘀等作用。近年来斑蝥被广泛应用于治疗胃癌、食管癌、乳腺癌、肝癌、肠癌等，取得了较好疗效。斑蝥的主要成分为斑蝥素，斑蝥素的抗肿瘤机制主要是抑制癌细胞的蛋白质合成，降低肿瘤激素水平及影响肿瘤细胞的核酸代谢等。实验还证实，斑蝥素可抑制骨肉瘤细胞的代谢。

斑蝥有大毒，应用时应注重加工方法：先去头足、翅膀，选斑蝥大者两个，或小者 4 个。取鸡蛋一枚，打碎搅匀，放完整斑蝥两个大者或 4 个小者，蒸半小时后，去斑蝥，只吃鸡蛋。每日晨起饭前吃一次即可。副反应：小便烧灼感，偶有腹痛，极少见轻微恶心。该药对心肌有损害，中药金钱草、泽泻、茯苓等药可解其毒。副反应轻者不用处理，重者停药、咨询主治医生。也可服浓绿豆汤或浓茶水。

四、干姜擅治化疗厌油腻

化疗多引起恶心呕吐厌油腻，恶心呕吐有许多药物治疗，但这个厌油腻没人关注，君不知化疗患者最反感饭车的到来，饭菜的油香对正常人来说可能是享受，但对化疗的患者来说绝对是痛苦，一味干姜就可解决这个问题。

干姜治疗化疗厌油腻也是我临床碰巧得来的经验，记得大概1999年，我在门诊治疗一有13年乳腺癌病史的密云患者，该患者非常豁达，13年前化疗后一直厌油腻，每天用水煮菜，放少量盐，绝不放一滴油，看别人吃油性东西也会恶心、胃部不适。当时找我中药治疗乳腺癌，我用的药很平常，1月后患者告诉我她不厌油腻了，能吃少量肉了。我翻看以前诸位中医师开的方子，和我的区别是诸位医生不用温阳药物，我的处方中有一味干姜。后来给许多化疗患者中药加上干姜，从未出现厌油腻现象。遍查历代本草，未见干姜有治疗化疗厌油腻这一功效。

干姜过于辛辣，可用南方的姜丝糖代之，也可以吃醋泡姜。每天少量嚼服即可。

五、乌梅擅治头颈部肿瘤放疗无唾液

头颈部肿瘤患者放疗后会出现口干舌燥，不分春夏秋冬不分任何场合每天都要带着水瓶子，时时饮一口水润润干燥的喉咙，非常不方便。现代医学认为头颈部肿瘤放疗后损伤了唾液腺体，唾液腺不分泌唾液，所以会口干，而且放疗对唾液腺体的损害是不可逆的，口干会伴随终生的。

发现乌梅治疗头颈部肿瘤放疗引起的口干是2008年的事情，那一年我治疗一位福建省福州市鼻咽癌放疗后的患者，长期口干，口中无唾液，口黏拉丝，影响进食，我当时想到曹操的望梅止渴故事，权且让他嚼些乌梅试试治疗他的口干，当时我只是说说而已，治疗放疗引起的口干并无信心。可患者对我的话认真执行，3个月后来诊说口干明显好转了，可以每天不用带水瓶了，喜悦之情溢于言表。后来用乌梅治疗放疗后口干屡试不爽。

后来查阅文献，发现乌梅治疗口干的记载比比皆是，如《别录》称“止下痢，好唾口干”。《本草图经》指出“主伤寒烦热及霍乱燥，渴，虚劳瘦羸”。《本草求原》曰“治溲血、下血、诸血证，自汗，口燥咽干”，可见乌梅治疗头颈部肿瘤放疗后口干是有依据的，只是没人应用而已。嚼服乌梅一天数粒即可。

六、合欢皮治疗肺癌空洞出血有效

合欢皮有明显祛痰和止血作用，肺痈（肺脓疡）恢复期常以单味合欢皮煎汤服，名黄昏汤，以作肺痈后期修复的有效药物。

有一种肿瘤患者咳血，目前中西药物效果不佳，这就是肺鳞癌空洞咯血、贝伐珠单抗等引起的咯血，我在辨证基础上加用合欢皮 30 克，水煎口服，有很好疗效。缘由我思拙合欢皮古代对肺痨咯血有效，肺痨往往病灶内有空洞，鳞癌和应用贝伐珠单抗后病灶内也容易有空洞，故用之也显效。

赵某，男，52 岁，河南三门峡人。2009 年元月检查确诊左下肺低分化鳞癌。2011 年 4 月 11 日向我网络咨询。主要症状是咳血（咳的血发暗红，有时候会咳出像腐肉一样的东西），每天凌晨大概五点左右会胸痛几下，然后一天中就会咳好多次血（血比较稠，而且整口都是血，基本上没有痰，血是暗红色，像漆色），云南白药也止不住。2011 年 4 月 21 日告知通过喝合欢皮，咳血已经停止。

此外可在肺经郄穴列缺注射血凝酶，或立芷雪，有一定疗效。

七、附子肿瘤应用浅识

附子为百药之长，大辛大热，通行十二经，其性刚燥，温五脏之阳，有“通阴回阳之力，起死回生之功”，被历代医家视为补火要药，明·张景岳将附子与人参、熟地、大黄列为"药中四维"，是治病保命要药。但附子大热，药性峻烈，而且有毒，应用起来不无顾忌。下面就如何在肿瘤科应用附子谈谈个人认识。

（一）回阳救逆

肿瘤科回阳机会较多，可从脉舌汗等辨证。首辨脉：以“脉硬有汗”为特征。“脉硬”是指脉紧，与太阳病寒邪在表，脉紧无汗相反。脉紧有汗，多伴有恶寒、蜷卧、四肢厥逆、下利清谷等症。仲景云：“病人脉阴阳俱紧，反汗出者，亡阳也。”因此"脉硬有汗"是少阴亡阳危证，较"脉微细"为甚，应急用附子回阳救逆。次辨汗：肌肤持续汗出，是阴盛阳衰，虚阳外越之象。若大汗淋漓，发润肤凉是阳气将脱之危候。恽铁樵认为少阴证，附子固然可以挽回，然限于脉不乱、面不肿、气不急、汗不润发之际。四症见其一者，即属难治，有其二则预后不良。他将亡阳过程分为四个阶段：第一，腕背与手背先冷，此为亡阳之征兆；第二，手腕肤凉，全手皆凉，此为亡阳之证，用附子最有效；第三,四肢逆冷，冷过肘膝，此为亡阳危候，急进附子，犹可转机；第四，体温外散，肌肤冷，冷汗出，此时阳气已绝，再用附子难以挽回。最后辨舌：以“舌色干枯”为特征。少阴寒化证津液不伤，表现为“口中和”。舌色干枯如荔枝壳，色紫棕如劫津状，是肾阳虚衰，津不上承所致。这些症状类似休克，可用多巴胺、多巴酚丁胺等药物升压有较好疗效，如应用大剂量附片（60 克以上）配合重灸气海、关元、神阙较单纯附片疗效显著。

（二）温阳

书中常言，附片温补心脾肾之阳，如唐代孙思邈在《千金要方》中创温脾汤，将附子、大黄、人参、干姜、甘草熔于一炉，功在温补脾阳，攻下冷积，这是对张仲景大黄附子汤的发挥。近人用于急性菌痢、慢性肾炎，疗效很好。章次公先生治疗心衰常用《冯氏锦囊》的全真一气汤，即参、附合麦冬、五味子、熟地、白术、怀牛膝。附子加干姜、甘草组成四逆汤可回阳救逆等等。殊不知附子还可温肺阳、暖肝阳，肺阳虚则咳喘、咯痰清稀、背冷、形寒；肝阳虚则疲惫乏力，巅顶疼痛，胁肋少腹隐痛阴冷。前者可用附子合干姜、炙甘草，后者可用附子合肉桂、桂枝、川椒目、干姜、细辛、黄芪。要知道附子大辛大热，通行十二经，乃温阳第一要药。应用附子时要首辨阴阳，云南吴佩衡总结了阴阳辨证十六字诀，颇切实用：阴证——身重恶寒，目瞑嗜卧，声低息短，少气懒言。兼见口润不渴或喜热饮，口气不蒸手。阳证——身轻恶热，张目不眠，声音洪亮，口臭气粗。兼见烦渴喜冷饮，口气蒸手。其中“兼见口润不渴或喜热饮，口气不蒸手”与“兼见烦渴喜冷饮，口气蒸手”亦十分重要，吴氏有时即是根据“渴喜热饮”或“口气不蒸手”之症而断为阴证，投用附子屡起大证，不可漠视。温阳剂量一般 20~30 毫克。

（三）化湿化饮

湿与饮为阴寒之邪，非太阳之火不易消散。在相关章节我曾谈论苓桂剂在肿瘤的应用，谈到饮邪温阳治疗。湿分内外，内湿治法很多，或健脾、或祛风、或淡渗，但温阳一法最为快捷。曾治疗山东烟台某大学一位女教师，头晕近 5 年，晕甚天旋地转，恶心呕吐，不能教学，遍寻全国中西医，久久未见好转。到北京经人介绍找我诊治，辨其证认为是病在膜原，用达原饮加附片，14 天后头晕消失，继以化痰温阳去除病根，后随访未见复发。治疗外湿，仲景桂枝附子汤治风湿相搏，一身尽痛，不能自转侧；桂枝芍药知母汤治历节疼痛，脚肿如脱，皆其范例。《汤液本草》说："附子无所不至，味辛大热，为阳中之阳，故行而不止。"痹证的病机是"闭"，附子走而不守，温经散寒，除湿通闭，实为痹证不可或缺之药，痛甚附子合川乌、草乌、细辛，可增强散寒止痛之功，附子合桂枝则温经通脉的作用益佳。化湿化饮附子用量 10~30 克即可。

（四）恢复脏腑功能

中医讲阳气主功能，我们可以从肺部肿瘤影像学检查（X 线、CT 等）来看，肿瘤静止不动而正常部位肺泡组织张合有度，静止不动就是阳气不足，所以治疗肿瘤时要稍加附子以温脏腑之阳，附子的量一般为 10 克左右。

（五）腹盆腔肿瘤和四肢肿瘤

中医学认为腹盆腔肿瘤寒湿较重，古人用桂枝茯苓丸治疗子宫肌瘤、卵巢囊肿便是明证，所以治疗腹盆腔肿瘤要温阳化湿，要用附子温阳散结化湿。四肢肿瘤常见骨肉瘤，多为阳虚痰凝，用阳和汤治疗有效，阳和汤中用附子温经通络。

附子一物，可上可下，可攻可补，可寒可热，可行可止，可内可外，随其配伍之异而变化无穷。用之得当，疗效卓著，在群药中具有不可替代的作用，说它是"百药之长"并不为过。

附子不被广泛使用缘由其毒性，附子含有乌头碱、次乌头碱等六种生物碱。这些物质有显著的强心、利尿、兴奋迷走神经中枢及消炎镇痛作用，但其毒性甚大，其毒性主要是对神经与心脏的损害。中毒时间一般在服药 30 分钟后出现，长者 1~2 小时左右，开始见口唇、舌及肢体发麻，继之恶心呕吐，烦躁不安，进而昏迷，四肢及颈部肌肉痉挛，呼吸急促，肢冷脉弱，血压及体温下降，心律不齐，多发性室性早搏，严重者可突然死亡。中毒的直接原因是生用、过量及饮用附子（包括乌头）酒制剂等。大剂量用附子，必须先煎 2~3 小时以上，再入他药同煎，这已经成为多数医家共识。实验证明，附子经长时间煎煮后，乌头碱水解为乌头原碱，其毒性显著降低。有资料表明，附子经加热处理后，毒性仅为原来的 1/200。但其强心成分经煎煮后不被破坏。服用附子之前先小口尝含附子汤剂，如不麻口即可服用。附子没有蓄积中毒现象。但煎煮好后的附子不能放入冰箱，如放入冰箱者必须煎透后凉至 30℃左右后再用。

附子中毒解救方法：

（1）用高锰酸钾或浓茶反复洗胃；

（2）以迷走神经兴奋为主要表现者（心动过缓、传导阻滞）用阿托品；对异位心律失常（室早、室速）明显者，则应用利多卡因，如两者皆有，可同用之；

（3）电击转复；

（4）相应对症治疗；

（5）中药解救方案为静脉滴注双黄连注射液，用大剂量双黄连注射液，可以迅速缓解附子中毒现象。一般用 0.5% 葡萄糖 250 毫升，加入双黄连注射液 320 毫克，静脉滴注，每小时 60 滴，一般 5 分钟后诸症好转。

值得提出的是有些医院附子为黑附片（颜色偏黑），此乃用盐炮制过的附子，回阳之力远远不如制附片，用前需仔细辨认。

八、葶苈子、川芎量大方有良效

世人皆知葶苈子治疗胸水、川芎治疗头痛有效，但临床发现许多时候效果不理想，葶苈子用至30g、川芎用至30g以上才有良效。颜德馨前辈力主大剂量川芎治头痛，临床每每佳效。记得许多年前曾治疗一辽宁省兴城市鼻咽癌患者，放疗后项部疼痛，疼痛影响睡眠，直至彻夜难眠，口服吗啡类药物、含葛根的中药均无效，在原方基础上加川芎40g，1剂痛大减，3剂后疼痛不明显。之后治疗患者头痛不论何因，用川芎至30g以上，往往药到痛消。

葶苈子时医畏其力猛，不敢大量应用。可在临床10g很难取效，不如用至30g，不仅治疗胸水，而且治疗腹水也有捷效，可配加大枣10枚，减其副反应。葶苈子人言治疗胸水，然仲景医师也经常用己椒苈黄丸治疗水热互结肠道的疾患，进而推之治疗腹水。一位山西省长治市肺癌女患者，右肺全切，左肺多发转移，脑骨转移，脊髓转移，胸椎粒子植入后病重卧床，肺部感染诱发心衰，大量胸腹水，小便量少，应用抗感染药物效果不理想，用升陷汤加葶苈子30g、红枣10g，1剂后小便量明显增加，腹部明显变软，胸闷好转。我常在治疗胸腹水时用葶苈子30g，疗效甚佳。

九、泽泻——防甘草水钠潴留的要药

甘草是很常用中药，能调和诸药，有“和事老”“国老”之称谓。张仲景的名方“甘草泻心汤”“炙甘草汤”中甘草用量较大，其补心气、止泻作用很强，但甘草量大容易引起腹胀、食欲下振等副反应。现代医学研究发现它还有类肾上腺皮质激素样副作用，可引起水钠潴留，出现水肿等症。甘草治疗腹泻、心悸等急证需要大剂量才有佳效。遍查古书，先贤未论及减轻甘草水钠潴留的药物。

我喜用大量甘草治疗腹泻，甘草药后往往加一味泽泻 20~30g，从未出现甘草的副反应。用泽泻解甘草副反应有一段认识过程。

我在读硕士研究生时，曾记录于天星老师用桂枝加龙骨牡蛎汤加生甘草 24g、炙甘草 24g、泽泻 20g 治疗室上性心动过速，效果很好。思琢该方中甘草量大近 50g，为什么不出现副反应？桂枝加龙骨牡蛎汤不会有此作用，盖只有泽泻了。近二十年来经常应用大剂量甘草，后面加 20g 泽泻，从未出现不适。可见泽泻是甘草副反应的克星。

第九讲　方剂演义

一、半夏泻心汤方解及治疗胃癌

我对教材中的半夏泻心汤方解不满意，认为半夏泻心汤应该从脾胃功能分析。脾胃虽同居中州，秉承土性，但其职不同，胃主受纳且主降浊，脾主运化且主升清，胃喜湿喜秽恶燥，脾喜燥喜香恶湿，两者纳化相合、燥湿相济、升降相因，而尤以升降最为重要。《素问·六微旨大论》曰："升降息，则气立孤危。""非升降则无以生长化收藏。"脾胃即为后天之本，又因其特定的位置，能上引下联，斡旋其中，称为气机升降之枢纽。故《医圣心源》提出："脾升则肝肾亦升，故肝木不郁，胃降则心肺亦降，故金火不滞，以中气善运也。"可见脾胃升降之枢对全身气机调节的重要作用。半夏泻心汤乃为误用下法所导致的变证所设，下利后必使中气受损，脾胃气虚，其升清降浊之力必减。清气不升，浊阴不降，使虚寒夹湿热、痰饮等内生之病理产物或太阳、少阳之热等外邪乘虚客于心下，阻滞气机故而为痞。清阳与浊阴逆位，故上而呕，下而肠鸣下利。半夏泻心主要是泻心，"心"就是胃，这一点无争议。泻心主要是着眼于"泻"心下之邪，"消"心下之痞。治疗脾胃首先要和胃，胃气降则脾气生。半夏泻心汤重用半夏苦辛燥，苦入胃，降逆和胃；辛燥入脾，散结消痞，一药既能运脾又能和胃散结，故为君药。臣药为黄芩、黄连和干姜，黄芩黄连苦寒清降和胃、干姜辛热温中散寒消痞运脾，寒热并用，辛开苦降，助胃降脾升。脾胃即和，复与人参大枣甘草补脾气，使中州斡旋有力，人参大枣甘温，既可防黄芩黄连之苦寒伤阳，又可制约半夏、干姜之辛热伤阴，为佐药。炙甘草补脾和中，调和诸药为使药。在半夏泻心汤中如再加佩兰、藿香等芳化之品效果更佳。

半夏泻心汤证可用于以下几种情况：偏于湿热：以苔黄、口苦、嘈杂、吞酸为主要临床特征；偏于寒湿：以苔白、怕凉、腹痛、下利为主要临床特征；胃热脾寒：临床既有苔黄、口苦、吞酸的胃热证，又有腹痛、下利、畏寒的脾寒证；痰气痞：症见酒家或饮家患有心下痞，伴有恶心呕吐，大便稀溏，舌苔白腻，脉滑等症。临床以胃脘痞硬为主，又无法辨寒热者。

我常用半夏泻心汤加减治疗胃癌，在原方基础上加壁虎、蜈蚣、鸡内金、藤梨根、炒白术等药物；如出现肝转移加当归、白芍；出现淋巴结转移加猫爪草等药物。临床有较好的疗效。

此外甘草泻心汤擅治化疗引起的腹泻；生姜泻心汤治疗水热互结的心下痞满等等，在肿瘤治疗中经常用到。

二、乌梅丸治疗胰腺癌及方解

我曾治疗一位胰腺癌患者，每日腹泻 3~5 次，行吉西他滨化疗后每日腹泻 20~30 次，水样便，往往腹泻裤中，苦不堪言，问之大便无臭秽，食欲差，用甘草泻心汤无效，按《内经》“暴注下迫，皆属于热”用葛根芩连汤无效，遂用乌梅丸加减，1 剂腹泻减轻，疼痛缓解，2 剂大便减为每天 1~2 次，食欲增加，疼痛明显减轻。猛然回首，发现胰腺癌的症状与厥阴病提纲十分相似，在临床治疗胰腺癌多例后效果明显，即在 2007 年让学生开始总结乌梅丸与胰腺癌的关系。

首先从症状上来看，厥阴病篇的症状和胰腺癌的常见症状相符。厥阴病的本质是肝阳虚，导致寒热错杂。肝主春，肝为阴尽阳生之脏，寒乍尽，阳始生，犹春之寒乍尽，阳始萌。肝中之阳，乃春生少阳之气，始萌未盛，故易受戕伐而肝阳馁弱，形成脏寒。然又内寄相火，相火郁而化热，于是形成寒热错杂之证。伤寒论厥阴病提纲所述："厥阴之为病，消渴，气上撞心，心中疼热，饥而不欲食，食则吐蚘。下之利不止。"此提纲所述即为寒热错杂。消渴、气上撞心、心中疼热三症，乃相火内郁而上冲所致。肝阳虚馁不得疏土，则有饥不欲食，食则吐蚘，下之利不止，此为脏寒之征。胰腺癌患者的常见症状为上腹饱胀不适、上腹痛、食欲下降，消瘦，乏力，腹泻或便秘，其中上腹饱胀不适、腹痛、食欲下降均符合厥阴病的临床表现。

其次，厥阴病病机为寒热错杂，乌梅丸是《伤寒论》厥阴病篇的代表方剂。清·吴谦《医宗金鉴》认为："厥阴者，阴尽阳生之脏。"即厥阴是三阴之尽，阴尽阳生。既然阴尽阳生，那么厥阴就是顺接阴阳的地方。厥阴肝木生于肾水而孕育心火，下为水，上为火，一脏而具水火之性，故容易寒热夹杂，就如《诸病源候论》所言："阴阳各趋其极，阳并于上则上热，阴并与下则下冷。"厥阴病病位在肝，肝属木主春，其政舒启，其德敷和，喜升发、条达、疏泄；肝又为风木之脏，内寄相火。春乃阳升之时，阳气始萌而未盛，最易为阳气不足而春气不升，致生机萧条。厥阴阳气虚馁而致阴寒内生，故乌梅丸以众多辛热之品，共扶肝阳，以使肝得以升发舒启。乌梅丸的方药配伍恰中厥阴病病机。方中乌梅为君药，味酸，入肝经，其酸味最强，性温，且具有生发之性，张隐庵说乌梅“得春生肝木之味，生气上升，则逆气下降矣”。《神农本草经》还记载乌梅可以“除热烦满，安心”，这对“消渴，气上撞心，心中疼热”又是很好的对症治疗。乌梅收阴敛火，但不能生血，故配以当归温补肝血，肝体得以进一步强固；人参益肝气；附子、干姜、细辛、桂枝、川椒五味热药以温阳益肝之用；黄连，黄柏泄其相火内郁之热，形成在补肝的基础上，寒热并调。乌梅丸组方看似杂乱，实则严谨，在温肝的基础上调其寒热，寒热并用，调理阴阳，紧扣厥阴病病机肝阳虚、阴寒内胜、寒热错杂，故为厥阴病篇的代表方剂。

第三，乌梅丸的方药组成符合胰腺癌的中医辨证。从胰腺癌的临床表现看，主要表现为上腹饱胀不适，上腹痛，食欲下降，消瘦，乏力，腹泻或便秘，与厥阴病提纲相符合。我们认为胰腺癌病位在肝经，根据厥阴病的阴阳消长规律，为阴阳两虚的阶段，此时阴气尽而阳气始生，故为肝阳不足，寒湿内盛。肝为刚脏，内寄相火，相火内郁上冲于心，出现厥阴病中心中疼热之症，表现为上腹痛，上腹饱胀嘈杂不适；肝阳虚馁不得疏土，脾胃运转不畅，则有饥不欲食之表现，肝阳虚不能疏土，导致脾气不足，则乏力。由此我们认为胰腺癌的中医辨证为肝阳虚，寒湿内阻，故临床中我们运用乌梅丸原方，取乌梅能敛肝柔肝，当归养肝血，二者同补肝体；附子补坎中之阳，助肝之阳气恢复，党参补离中之阴；肝之阳气在生长阶段易郁而化火，故加黄连、黄柏清火热之邪，且黄连配附子，一清泄一温引，邪热可尽；干姜、川椒温中，化中焦寒湿；细辛、黄柏合用起沉寒，清湿热；桂枝温心阳，推动阳气上升。结合胰腺癌易出现肝转移，在治疗时加用养肝之药白芍，与当归共用养肝血，调肝气；加用生黄芪补一身之气血；壁虎有祛风、软坚散结、抗肿瘤的功用，为治疗肿瘤的良药。

为什么乌梅丸治疗肝经疾病不用黄芩呢？经方中有许多含黄芩的方子，而且仲师治疗肝经疾病喜用黄芩！对此古人未作解释，中医认为火分君火和相火，相火是寄居于肝肾二脏的阳火，其辅助君火以行事，随君火以游行全身，是人体生命活动的动力。相火易妄动，煎熬真阴，为元气之贼，故用黄柏清相火且坚阴，一举两得，此相火为肝寒而郁所生，非实火，故其用量较小；但木生火，而且乌梅丸一派火热之品，易扰心包，故用大剂量黄连以清心火，黄连在此有两个功能，一是治疗相火扰心，一是防温热太过；厥阴病本肝阳不足，黄芩清肝火，药不对证，故弃之不用。

胰腺癌患者不只是寒湿证，而且也有湿热证，治疗湿热证应酌加清热药物。

三、黛蛤散的传说及在肿瘤咳嗽中妙用

相传宋代医官李防御刚入皇宫当医官时，正遇上宋徽宗的一个宠妃得了咳嗽病，面肿如盘，痛苦得彻夜不眠。徽宗看到病情如此严重，急招医官李防御治之。李多次用药均不见效，皇帝很不高兴，令其签订保证书，“若三日不效当诛”。李防御思无良策，在家中发愁，忽听门外巷间有人叫卖：“咳嗽药一文一帖，吃了当夜得睡。”李立即派人买来十帖，只见药色浅绿，只需用淡菜汤加麻油数滴调服即可。

李恐药性猛烈，便把三帖药合在一起自己试服，服后未感不适，于是另取三帖合而为一，带入宫中交给皇妃，嘱其分两次服用。皇妃服用后当夜就止住了咳嗽，次日清晨脸肿也随之消失。皇帝大悦，赐以万金。李怕皇帝索要药方，自己不知道又如何解释呢？就叫仆人邀请卖药人到家中，盛情款待，并提出用重金买

此药方。卖药人如实相告，其实药物非常简单，只用海蛤壳一味，放在新瓦上煅至通红，粉碎成末，拌入少许青黛即成。该方被后人称为黛蛤散或青蛤散。

海蛤壳味苦、咸，性寒，归肺、肾、胃经，功能清热化痰，软坚散结，制酸止痛。用于痰火咳嗽、胸肋疼痛、痰中带血、胃痛吞酸等症；外治湿疹、烫伤。以海蛤壳为主药的黛蛤散是清肺止咳的常用药。

黛蛤散药物组成：青黛 30 克，海蛤壳 300 克。性状：散剂。本品为灰蓝色的粉末，味淡。功能与主治：清肝利肺，降逆除烦。用于肝肺实热，头晕耳鸣，咳嗽气喘，肺痿肺痈，咽膈不利，口渴心烦。用法与用量：口服，1 次 6 克，每日 1 次。

诸位可能会对这个故事当个笑话了然一笑，但请大家千万不能对这个黛蛤散的真实疗效产生怀疑，黛蛤散治疗咳嗽真有神效。

大家细看宠妃得的咳嗽是“面肿如盘，痛苦得彻夜不眠”，是咳嗽得非常重、很频繁引起的，咳嗽阵阵接连不断多为肝火乘肺，治疗咳嗽必须清肝火，所以选用清利肝肺的黛蛤散效果就很好。

我在这里介绍一个病例，患者，女，年近 60 岁，病灶位于右大支气管壁，医院早就诊断是肺癌，可患者拒绝手术，咳嗽金属声，如鸡鸣阴阳顿挫，咳嗽连连，咳时好似突然窒息，咳吐少量痰液后好转，面目浮肿，动则气喘，危卧在床。我在金水六君煎、海白百冬汤基础上加用黛蛤散 9 克（冲服），半剂药后咳嗽顿减，不作喘，可自己下楼，家属啧啧称奇。后入院，主管医师把处方改了以后，马上又咳喘，后改回原方后咳喘再次好转。

气管壁肿瘤引起的咳嗽一般较甚，必须有痰液咳出后才缓解，但旋即又咳嗽，一般中药效果不好。目前西医治疗手段是气管壁肿瘤冷冻术，肿瘤消失咳嗽方缓。这种咳嗽中医一般辨证为肝火犯肺，用黛蛤散止咳会有神效。

黛蛤散临床不只治疗气管壁肿瘤的咳嗽，还治疗较重、较频繁的咳嗽，疗效满意。

此真为“用方首在明理，理不明则良方也无用武之地”。

此外干咳无痰，用败酱草、附片有一定效果。咽痒咳嗽，车前子效果好。患者阵发性咽痒咳嗽可试用非那根治疗，临床上部分患者咽痒、咽辣咳嗽，双肺未见啰音，可肌肉注射非那根25mg，很好地解决了这个难题。

卧则咳嗽中医辨证阴虚用滋阴止咳效果不好的，多是胃酸反流引起，用法莫替丁口服可迅速缓解卧则咳嗽症状。

咳喘，肺部听诊有啰音，可用喘定和速尿联合应用，较单纯喘定效果满意。

四、大剂量旋覆代赭汤治疗肿瘤顽固性呃逆

肿瘤患者进入晚期、或因肝部肿瘤过大压迫膈肌、或应用紫杉醇后容易出现呃逆。肿瘤患者的呃逆较难取效，我在临床应用大剂量旋覆代赭汤有较好疗效。旋覆代赭汤出自《伤寒论》，原为治疗痰气痞证，治疗之妙在生姜量大，在治疗肿瘤顽固性呃逆时用旋覆花 30g（包煎）、生赭石 30g、生龙牡各 30g（先煎）、柿蒂 30g、党参 20g、姜半夏 15g、大枣 10g、生姜 15 片、白芍 30g。上药浸泡 1 小时，然后煎煮 20 分钟，含漱服用，每日数次，每日 1 剂。我在 2006 年《中日友好医院学报》发表论文总结了用旋覆代赭汤治疗 26 例肿瘤顽固性呃逆患者情况，痊愈 19 例，有效 7 例，总有效率 100%。26 例患者中有 14 例在 1 次治疗后症状减轻，19 例患者在 3 次治疗后痊愈。

如配合膈俞、肝俞、脾俞、胃俞等穴位及周围皮下结节刺血拔罐，疗效会更显著。

五、复元活血汤治疗胸膜肿瘤疼痛有效

胸膜间皮瘤、胸膜转移瘤临床非常常见，有时会出现胸水，有时会疼痛。疼痛的机理为肿瘤细胞转移至胸膜，浸润或压迫周围软组织、肋间神经或肋骨引起。胸水用我介绍的外用方效果很好，但对于胸膜肿瘤疼痛，吗啡类药物有时无效，针刺、刺络、外用中药有时效果不好。我应用复元活血汤治疗胸膜肿瘤疼痛到目前为止有二十多例，止痛效果很好，有效率达 82%。

用复元活血汤治疗胸膜肿瘤疼痛有一个故事，故事的主人公是一位军人干部，老革命，男性，78 岁。2009 年 4 月无明显诱因出现左胁肋疼痛，吸气后加重，未予重视。2009 年 6 月疼痛加重，疼痛性质呈牵掣痛、跳痛、烧灼痛等，伴范围扩大，波及左上胸部，胸部 CT 示：左肺多发结节，左侧胸腔积液。经检查在我院诊为左肺癌（Ⅳ期），左肺内转移，左侧胸膜转移。该患者一发现就已不能手术，8 月份找我诊治因其爱人患胆管癌术后一直服用我的中药，5 年未见复发转移，被手术医院列为典型病例广泛传诵，可我 8 月底到四川省什邡市地震援建去了，9 月 1 日起行口服吉非替尼 250mg Qd 靶向治疗。2010 年 5 月胸部 CT：左上肺占位性病变，考虑肺癌伴广泛胸膜转移，左肺内转移。病灶较 2009 年 10 月相比进展未达到 25%。但患者左胸部疼痛进行性加重，应用芬太尼透皮贴、联合非甾体类抗炎药皆控制欠佳，逐渐将止痛药物盐酸羟考酮控释片加量，2010 年 5 月增至 140mg（8AM）、150mg（8PM），同时予加巴喷丁 300mg Tid、劳拉西泮 0.5mg Bid 辅助止痛治疗，

患者左胁下、左前胸壁、左背部疼痛仍有持续性疼痛，NRS 评分在 6~7 分，间断加重，NRS 达 10 分，暴发痛 4~5 次 / 天，给予盐酸吗啡片 10~30mg 缓解暴发痛，短期控制后仍有反复，疼痛呈牵掣痛、刺痛、烧灼痛，左胁下程度最重，于改变体位、咳嗽时加重，每天用手护在右胸，身体已明显倾斜右侧，基本卧床，被迫右侧卧位，烦躁，甚少进食，绝望少言，大便 3~4 日一行，刺血拔罐、中药外服无效。患者每天闭着眼睛、默默躺在床上的情形，刺痛了我的神经。上网搜查相关材料，一例复元活血汤治疗车祸肋骨骨折胸痛案引起了我的重视，肋骨骨折疼痛是血瘀留于胁下，该患者用右手护于胁下是怕别人触及加重疼痛，是血瘀必定无疑，马上开了 1 剂复元活血汤，药物组成柴胡 15g、酒大黄 15g、花粉 10g、桃仁 10g、红花 6g、生甘草 6g、当归 10g、炮山甲 6g、旋覆花 15g（包）、白芥子 6g、乳香 10g、血余炭 10g、元胡 15g。其中旋覆花取《金匮要略》旋覆花汤“肝着”之意，通肝络而行气；胸膜病变引起的胸胁痛之位处少阳，皮里膜外，《麻科活人全书》中有“白芥子，痰在胁下及皮里膜外者，非此不达”的记载，故用白芥子化瘀中之痰；乳香、元胡增强活血化瘀之力，兼以止痛；血余炭通利，化瘀生新，活血而不妄行。患者服 1 剂后，持续性疼痛明显减轻，患者已有笑意，能坐在床边吃饭了，自述疼痛已减 70%，NRS 降至 4 分，暴发痛减至 2 次 / 天，日间活动增多，精神状态好转，考虑乳香、酒大黄气味厚重，服后易致恶心，上方再加竹茹 15g 清胃止呕，全瓜蒌 30g 通便。患者再服 3 剂后，持续性疼痛 NRS 降至 2~3 分，甚至每日约有 2 小时达 1 分，暴发痛 1~2 次 / 天，NRS7~8 分，口服盐酸吗啡片 5~10mg 控制，缓解较满意，精神状态继续好转，主动与他人交谈。

此外本方治疗胸膜间皮瘤引起的疼痛也取得很好疗效。

该方出自李东垣《医学发明》，其论曰：夫从高坠下，恶血留于内，不分十二经络，圣人俱作风中肝经，留于胁下，以中风疗之。血者，皆肝之所主，恶血必归于肝，不问何经之伤，必留于胁下，盖肝主血故也，痛甚则必有血汗，但人有汗出，皆为风证，诸痛皆属于肝木，即败血凝泣，逆其属入于肝也，从高坠下，逆其上行之血气，非肝而何？非伤风无汗。即自汗，必是化也，以破血行经药治之。

复元活血汤治从高堕下，恶血流于胁下，及疼痛不可忍者。《内经》云：“有所堕坠，恶血留内，若有所大怒，气上而不行，下胁则伤肝。肝胆之经俱行于胁下，经属厥阴、少阳。宜以柴胡为君；以当归活血脉，又急者痛也，以甘草缓其急，亦能行新血，阳生阴长故也，为臣；穿山甲、瓜蒌根、桃仁、红花破血润血，为之佐；大黄酒制，以荡涤败血，为之使。气味相合，各有所归，痛自去矣。”

柴胡（半两），瓜蒌根、当归（各三钱） 穿山甲（炮）、甘草、红花（各二钱），大黄（酒浸，一两），桃仁（酒浸，去皮尖，研如泥，五十个）。

除桃仁外，锉如麻豆大。每服一两，水一盏半，酒半盏，同煮至七分，去滓，大温服之，食前，以利为度，得利痛减不尽服。

该方原治跌打损伤，瘀血停滞于肋下，血瘀气滞痛不可忍。各药合用，使瘀去新生，气行络通，胁痛自平。故清代张秉成于《成方便读》曾说：“去者去，生者生，痛自舒而元自复。”故方名“复元”。由于本方活血化瘀止痛之力较大，七百多年来，颇为历代医家所重视，有“伤科第一方”之称。外伤致瘀多为有形恶血结聚，然瘀血于内，不仅由外伤所致，癥瘕积聚，风火痰虚皆可致瘀，凡疼痛位处肝经循行之处，固定不移，触痛明显，夜间痛甚，中医辨证属肝经瘀阻，皆可视之为“恶血归于肝”，“以破血行经药治之”，用复元活血汤以活血祛瘀，疏肝通络，所治病证不再拘泥于外伤。近些年来，本方临床应用范围不断扩大，用于肋软骨炎、肋间神经痛、肝胆病、乳腺增生、妇科病、肺心病、肠黏连等病证，今见胸膜肿瘤疼痛位于两胁，痛不可忍，应用大剂量阿片类止痛药物皆不效，位置固定，不可触碰，以复元活血汤治之，正对其证。

此外，控涎丹对胸膜病变局部闷痛有显效，缘由闷痛多痰饮，此不可不知。

六、金水六君煎方解及治疗放射性肺炎

金水六君煎出自《景岳全书》，原方组成为：当归二钱，熟地三至五钱，陈皮一钱半，半夏二钱，茯苓四钱，炙甘草一钱，生姜三至七片。景岳云：本方可“治肺肾虚寒，水泛为痰，及年迈阴虚，气血不足，外受风寒，咳嗽呕恶多痰，喘急等证”。但关于本方治疗肺肾虚寒颇受后世医家质疑。确实方中仅熟地、当归属填补肾阴之品，考其全方未见补阳药物，所以本方当为以二陈汤健脾化痰，以熟地、当归滋补肺肾，如此则脾气健运，湿痰不生，肺肾复元，咳喘自止。适宜于肺肾阴虚、水泛为痰者。他处张景岳论及金水六君煎有“阴气不足，多痰兼燥而咳者，金水六君煎”“凡属阴虚血少，或脾肺虚寒之辈，则最易感邪。但察其脉体稍弱，胸膈无滞，或肾气不足，水泛为痰，或心嘈呕恶，饥不欲食，或年及中衰，血气虚弱而咳嗽不能愈者，悉宜金水六君煎加减主之”“若虚在阴分水泛为痰而呕吐者，宜金水六君煎”，从此几处看，金水六君煎仍以肺肾阴虚、水泛为痰，或年迈阴虚，血

气不足，外受风寒，咳嗽呕恶，多痰喘急等证为宜。

痰湿为阴邪，最易阻遏气机，滞其运化，用二陈汤燥湿化痰，健脾运湿，能治脾肺之痰，降逆去痰而止嗽止呕。

为何加滋润之当归熟地且熟地之用量为最大？有人认为，为防二陈汤之燥，用熟地、当归养阴之润，然熟地、当归虽润，但有滋腻之嫌。陈修园认为不应加入阴凝邪滞之地黄，然地黄之混入必增水湿而凝痰，药物未见除而病先相互牵制，于理不合，于法不明，于方义不符，于药有碍。

殊不知“痰之本水也，源于肾，痰之动湿者，主于脾，痰之末饮也，贮于肺”“至于久病之痰，切不可作脾湿生痰论，盖久病不愈，未有不肾水亏损者，非肾水上泛为痰，即肾水沸腾为痰，此久病之痰当补肾”，人们只认识到肺脾在痰湿中的作用，而不知道痰之本源于肾，补肾可化痰，补肾最佳药物当属熟地。景岳喜之，陈士铎、王孟英也喜用熟地化痰消痰。近代名医张锡纯对熟地的认识值得一提：对于阴虚精亏者，每用大剂熟地为主，动则二三两，常收立挽危亡之功，故有“张熟地”之美誉。认为“各脏腑阴分虚损者皆能补之”，即使是肾阳亏损，也可以用大剂熟地为基础，配伍温阳之品，“盖阴者阳之守，血者气之配，地黄大能滋阴养血，大剂服之，使阴血充足，人身元阳之气，自不至上脱下陷也。”张氏还认为“熟地少用则作闷，多用反不作闷”。并附大剂熟地治痰喘验案，赞曰：“熟地之功用诚伟哉”。

为何用当归呢？对于久咳、内伤咳嗽不止者，当归是味好药，《神农本草经》说：“当归主咳逆上气”，《太平惠民和剂局方》的苏子降气汤中即有当归，清·唐容川认为：“苏子降气汤之所以用当归，乃因气以血为家，喘则流荡而忘返。”故当归可使耗散上逆之气收敛肃降，而有“荡子归母”的作用。有医家对于久咳不止者，常常重用当归而取效。

金水六君煎既化痰，又能补脾肺肾之虚，故能治疗许多痰喘之证，那么辨证要点是什么呢？王孟英指出“脉细痰咸，阴虚水泛，非此不为功。”痰咸是金水六君煎应用最妙指征。然临床不论病之新久，辨证为阴虚痰阻未见痰咸者也可应用该方。如痰盛气滞、胸胁不快者，加白芥子 10 克；如阴寒盛而嗽不愈者，加细辛 3 克、五味子 10 克等。

临床应用金水六君煎治疗放射性肺炎也有较好疗效。放射性肺炎是胸部肿瘤患者在放疗过程中或放疗后出现放射性肺炎、肺纤维化，胸片及 CT 显示肺部照射野有云雾状阴影等改变，患者主要表现为干咳无痰、或白色泡沫痰，胸闷气短，口干舌燥，纳差，乏力，严重者出现呼吸困难、喘憋等症状。一旦出现放射性肺炎应马上停止放疗。目前国内外治疗放射性肺炎主要是应用肾上腺皮质激素，辅以抗感染、止咳平喘、吸氧等对症治疗，但效果不尽如人意。可应用熟地 30g、当归 20g、清半夏 10g、陈皮 10g、茯苓 15g、生黄芪 50g、浙贝母 15g、炙杷叶 15g、百合 30g、桑白皮 15g、瓜蒌皮 18g、山萸肉 20g、知母 15g、升麻 3g、砂仁 10g，水煎服，每日一剂，有较好疗效。

有的患者放疗范围较广、剂量较大，金水六君煎效果不好，可用下方：银花 20g、紫菀 12g、款冬 12g、虎杖 15g、桔梗 15g、瓜蒌 12g、败酱草 20g、鱼腥草 20g、百部 10g、杏仁 10g、桑白皮 12g、芦根 12g、白茅根 10g、桃仁 10g、冬瓜仁 10g、薏米 12g、黄精 10g、白及 10g、海蛤粉 15g、甘草 6g、知母 15g、黄柏 12g、女贞子 10g，每日一剂，咳血再加仙鹤草 12g。

七、清理肠道方治疗放疗腹泻

清理肠道方是当代名医印会河教授的方剂，他用来治疗慢性迁延型肝炎，我在临床中治疗慢性非特异性溃疡性结肠炎有效。慢性非特异性结肠炎镜下可见肠壁出血点、黏液、血管增粗走形紊乱等等，这些与放射性肠炎镜下表现基本一致，所以我用它治疗放射性肠炎有良效。

清理肠道方由葛根20g（先煎）、黄芩9g、黄连3g、桃仁9g、丹皮12g、赤芍9g、陈皮6g、生薏米30g、马齿苋30g、败酱草30g组成，水煎服，每日一剂。

在这里要提出的是化疗腹泻和放疗腹泻中医辨证不一样，放疗引起的腹泻大便排出后症状会缓解，所以放疗腹泻不能单用收涩药物，否则大便不通于病无补，反而有害。

八、封髓丹擅治放化疗引起的口腔炎症、口腔溃疡

我曾在相关书籍中介绍过我用二香油（药物组成及用法：九香虫10只，香油50g。先将香油用锅加热至沸，放入九香虫，待九香虫变黑后，停止加热，取九香虫，留油。将油涂于病灶处）局部外用治疗口腔炎、口腔溃疡，有效者多，然也有无效者，我常在辨证中药中加入封髓丹，疗效满意。

考封髓丹一方，最早见于元·许国祯编纂的《御药院方》一书“补虚损门”中。原文：“封髓丹：降心火，益肾水。黄柏三两，缩砂仁一两半，甘草。上药捣罗为细末，水煮面糊稀和丸如桐子大，每服五十丸，用苁蓉半两，切作片子，酒一大盏，浸一宿，次日

煎三四沸，滤去滓，送下，空心食前服。”

《医宗金鉴》有“封髓丹为固精之要药”赞语。清代医家郑钦安在《医理真传》谈到：“此一方不可轻视，余常亲身阅历，能治一切虚火上冲，牙疼、咳嗽、喘促、面肿、喉痹、耳肿、面赤、鼻塞、遗尿、滑精诸症，屡获奇效，实有出人意料、令人不解者。余仔细揣摩，而始知其制方之意重在调和水火也。至平至常，至神至妙，余经试之，愿诸公亦试之。”而后学者根据郑氏的“调和水火”一语，以及“虚火上冲”诸病证，临证时无法真正理解和运用该方。

说封髓丹一方调和水火，乃调和心肾。通过清心、运脾、坚肾而交通心肾，亦上、中、下并补之方也。方用黄柏为君，以其味性苦寒，苦能坚肾，肾水得坚则阴水不淫，则龙火不致亢进；砂仁辛温，能纳五脏之气而归肾，有引火归元之妙，且砂仁治在中焦，化土助于交通心肾；甘草清心火，真火伏藏，则人身之根蒂永固，故曰封髓。其中更有至妙者，黄柏之苦，合甘草之甘，苦甘能化阴。砂仁之辛，合甘草之甘，辛甘能化阳。阴阳合化，交会中宫，则水火既济。

该方砂仁应用最妙，生活中常见有些口腔溃疡吃辣椒可促进其好转，有人说辣椒含大量维生素，谬矣！猕猴桃含维生素最丰富为何不能治疗口腔溃疡？缘由辣椒可运脾湿，湿化则心肾交通，心火得以下煦，肾水得以上济，则口腔溃疡容易消除。砂仁既可引火归元，又能运脾化湿，自然是最佳药选。

九、治疗肝细胞性黄疸神效方——硝石矾石散

肝细胞性黄疸在肝癌微创治疗中常见，目前尚无有效的中西

成药，我应用硝石矾石散治疗往往两天就能见到疗效，目睛渐清澈明亮，小便转清，应是特效方。

硝石矾石散首见于《金匮要略·黄疸病》:“黄家日晡所发热，而反恶寒，此为女劳得之。膀胱急，少腹满，身尽黄，额上黑，足下热，因作黑疸。其腹胀如水状，大便必黑，时溏，此女劳之病，非水也。腹满者难治。硝石矾石散主之。”

硝石矾石散方

硝石、矾石（烧）等份。上二味，为散，以大麦粥汁和服方寸匕，日三服，病随大小便去，小便正黄，大便正黑，是候也。

至于硝石矾石方，原为治女劳疸之方，实为治内伤黄疸之总方。黄疸一证，多为脾中蕴蓄湿热，皂矾能祛脾中湿热，能兼入胆经，借其酸收之味，以敛胆汁之妄行，防硝石通便太过。硝石性寒，能解脏腑之实热，味咸入血分，又善解血分之热；且善清膀胱之热，即兼能使湿热自小便解也。至于用大麦粥送服，取其补助脾胃之土以胜湿，而其甘平之性，兼能缓硝矾之猛峻。

矾石酸味太烈，生枯矾较和缓而代之。由硝石、枯矾等份，研细末，每次取 2g，每晚用米汤送服一次。时医皆以此方甚烈，药房不给配药，要告知责任自负，我按此剂量应用几十例未见不适症状反馈。

临床辨证可加其他药物增加疗效，其有实热者，可用茵陈、栀子、生大黄煎汤送服；有食积者，可用鸡内金、生麦芽、山楂煎汤送服；大便秘结者，可用大黄、麻仁煎汤送服。阴黄者加附子理中丸。

此方不仅治疗黄疸，还广泛治疗肝硬化腹水、急性传染性肝炎、肝胆结石、脾肿大等属上述病机者。

十、黄芪桂枝五物汤擅治化疗手足综合征

许多化疗药如草酸铂、紫杉醇、诺维本、卡培他滨等皆可引起手足综合征，现代医学研究其主要原因为钙离子通道关闭失常所致，用营养神经的药物效果不理想，而用中药解决这个问题很简单。

药物组成及用法：炙黄芪 30g、桂枝 10g、赤白芍各 15g、当归 12g、鸡血藤 30g、红枣 10g、茯苓 12g、土元 3g、豨莶草 30g，每日一剂，水煎服。或加川乌、草乌各 10g，水煎，洗脚，每日一剂。痒者加首乌 40g，防风 30g。

但紫杉醇、卡培他滨引起的手足麻木上述方法一般效果不好，可使用下方：地龙 15g、苍耳子 12g、防己 12g、滑石 15g、秦艽 10g、丝瓜络 10g、蚕砂 12g、黄连 3g、威灵仙 30g、海风藤 30g、苍术 10g、薏米 30g，每日一剂，水煎洗手足，可多次洗手足。

在十宣穴三棱针刺血可迅速缓解化疗引起的手足综合征。

十一、补元要方——金匮统元方

药物组成：熟地、山药、山萸肉、茯苓、泽泻、丹皮、炙黄芪、党参、肉桂、陈皮、半夏、旋覆花、生赭石、吴茱萸、黄连、竹茹、鸡内金等，每日一剂，水煎服。

主治：晚期肿瘤不能进食水，进食水呕吐、晚期肿瘤不思饮食、胃瘫、皮革胃、术后胃引流管不能拔出、贫血等。

方解：肿瘤患者脏腑虚损、气血亏虚，复又反复手术、放化疗，使身体虚损羸弱，元气虚竭则脏腑功能紊乱，脾失健运则不

思饮食，胃失和降则呕吐、胃瘫，脾肾不足则贫血等。然而晚期肿瘤患者大虚，非八味肾气丸、六君子汤单方所能胜任，故取大剂量八味肾气丸、六君子汤合方，大补脾肾，正气才有望恢复。然肿瘤非单纯虚损，而常常兼有痰瘀，用旋覆代赭汤去痰湿祛瘀而不伤脾。黄连、竹茹清胃火，防健脾补肾而生邪火。加吴茱萸补肝助升发之气，加鸡内金助脾运。全方看似简单，往往一剂知，数剂愈。本方之妙在诸药大剂量使用。金匮之意中医人人皆知。命曰"统元"为统领元气之意。金匮统元方真乃大补元气之神方。

《医门法律》所谈及虚损的调护对肿瘤患者有借鉴意义，指出虚损"治法当以脾肾两脏为要，肾乃系元气者也，脾乃养形体者也"，凡虚损久病理脾无起色者，莫不与肾有关。且肾阴虚者远较肾阳虚者为多。治疗之关键在于固精。同时还要注意保精以自珍摄。《笔花医镜》曰："唯在摒弃一切，不近女色，调饮食、慎风寒，息嗔怒，静养二三年，服药可，不服药也可，自然生机徐转，复其天和，非旦夕所能效也。"

然金匮统元方对改善食欲也有无效者，多见于晚期胃癌、食管癌患者，此多为顽痰作祟，应痰消后再用金匮统元方。化痰用生赭石 60g、旋覆花 12g、水蛭 6g、蜈蚣 8 条、生牡蛎 60g、海浮石 30g、党参 25g、鸡内金 15g、生麦芽 15g、苏子 10g、竹茹 15g、白茅根 30g，水煎服。治疗食管癌呕吐涎沫、进食困难者，可在方中加壁虎 30g。

十二、肿瘤外治——拔根膏

药物组成：制川乌、制草乌、肉桂、川椒目、胆南星、山慈菇、猫爪草、海浮石、当归、乳香、没药、壁虎、朴硝、麝香等。

煎煮法：肉桂打细粉，过筛，留极细粉，和麝香装瓶备用；其余各药水煎两次，去渣，浓缩成蜂蜜状稠膏，药冷后，将肉桂末、麝香掺入，搅匀。

用法：将药物适量涂在医用橡皮膏上，敷在肿瘤处，破溃者不能应用。用药后过敏者加苯海拉明膏；渗液者加黄连素或马齿苋；皮肤潮红者加水牛角粉。

主治：一切良恶性肿瘤属阴证者。

方解：肿瘤是表现于局部的全身疾病。肿瘤的局部多为营血不足、寒凝络瘀、痰阻癌聚。寒凝络瘀痰阻癌聚为实，其中寒凝是本，寒凝可致血瘀络阻，血瘀易致组织液外渗形成痰阻，痰阻又可使瘀阻寒凝加重，寒凝络瘀痰阻容易使癌毒发病。方中以制草乌、制川乌、川椒目、肉桂温经散通经络、逐寒湿；胆南星、山慈菇、猫爪草、海浮石、朴硝、壁虎开顽痰软坚散结；乳香、没药散瘀活血、消肿止痛；壁虎散结抗癌；当归和营通络；麝香通经络，散瘀活血。中医认为“痞坚之下，必有伏阳”，用朴硝软坚清热。其中川椒目、肉桂、麝香有透皮作用，促进药物吸收。诸药合用，具有散寒、化痰、抗癌、通络、止痛作用。此方药猛力大，融消肿瘤如气吞山河之势，故命名拔根散。

本方对肿瘤属于阳证，如红肿热痛；或已经破溃等，均不宜使用。此外该方对头颈部肿瘤、乳腺癌、皮肤原发癌慎用，缘由这些部位属阳，用之有促进肿瘤增长之嫌。

对于阳证肿瘤上方去川乌、草乌、川椒目加夏枯草、连翘、白花蛇舌草等药，煎煮法应用同前，也有良效。

对于癌性胸水，在阴证方基础上加龙葵，效果很好，此为“诸病水液，澄澈清冷，皆属于寒”，胸水寒证居多，用上方大补真阳，阳光高照，阴霾冰雪四散，胸水立消。

十三、治疗腹水神效方——离照散

肿瘤引起的腹水很难治，教材中的十枣汤、疏凿饮子效果不好，甘遂、芫花鲜有疗效，历代医家从肝、肺、脾、肾、心五脏调治肿瘤腹水往往无功而返。晚期肿瘤患者往往出现大量腹水，形体羸瘦，食水难进，更别说吃药了。如何找出一条治疗腹水的捷径是摆在中西医肿瘤工作者面前亟待解决的问题。

为此我研读《内经》，读至病机十九条时，“诸病水液，澄澈清冷，皆属于寒”，又观胸腹水多为淡黄色，澄澈透亮，原来属寒属阴，应从寒从阴论治。中医认为阴阳互根互生，以阳为主，阳主运、主化，阳主阴从，认为离空高照，阴霾自散，治疗阴寒之邪，必须急补阳气。

我摒弃了后世医家认识，从阴寒治疗腹水，用细辛、川椒目、桂枝、生黄芪、龙葵，研成细粉，取适量，敷脐，用艾条灸治脐中粉，每日一次，每次两小时，往往第一次灸治两小时后起效，第二天后食欲增加，精神好转。全方温阳益气利水，故曰离照散。

为什么选用脐部？现代科技证实神阙穴是长寿大穴，能显著提高免疫功能，是生命能量聚集地，可迅速恢复身体。中医学认为神阙位居任脉，与五脏六腑密切联系，此穴有调理冲任、温补下元、通调三焦、利水消肿、健脾和胃、升清降浊的功效。而且脐部是腹壁最后闭合处，表皮角质层最薄，脂肪组织缺如，除局部微循环外，脐下腹膜有丰富的静脉网、腹下动脉分支。脐部是一凹陷隐窝，乃天然药穴，最适宜置药，药物通过脐中皮肤的渗透和吸收，输布全身，从而发挥治疗作用。脐窝内温度为35℃ ±0.8℃，比其他部位皮肤高出2℃左右，比较恒定，脐穴位给药生物利用度是前臂给药的1~6倍，渗透力强，渗透性快，易于药物穿透和弥散，有效提高了药物生物利用度；经脐给药不经胃肠道吸收，可避免药物对消化道刺激及肝脏代谢对药物成分的破坏，能更好地发挥疗效。

恶性脑积液脱水、利尿、激素治疗经常无效，将此方药粉涂在百会穴，再用艾条灸治药粉，每次1小时，疗效非凡。

第十讲　饮食须知

一、肿瘤患者饮食疗法原则

肿瘤患者非常关心哪些是正确合理饮食，也难怪，肿瘤患者中约 1/3 是饮食不当引起的。

适当的营养治疗既可改善病人的营养状况，使患者的免疫力、抗癌能力增强；又能提高肿瘤病人对手术治疗的耐受性，减少或避免手术的并发症，使术后伤口能够如期愈合；提高肿瘤病人对放疗或化疗的耐受力，减轻其副反应。

癌症患者饮食疗法主要的原则是：

（一）热量要够

对于已有营养不良表现的患者，应给予辅助性营养治疗，如适当增强膳食营养，必要时辅以肠外营养。要使总热量要够。因为癌症病人体内蛋白质分解高，合成代谢功能降低，营养处于入不敷出的负氮平衡状态，故对蛋白质的需求量要增加。一般每日摄入蛋白质应达到 1.5 克体重以上，而且应以优质蛋白为主，如鸡蛋，牛奶，肉类，豆制品等。

（二）营养要相对平衡

每天除充足优质的蛋白质摄入外，一般应以低脂肪、适量碳水化合物为主。注意补充维生素、无机盐、纤维素等。

（三）结合患者情况调整饮食

癌症病人食谱切不可简单和单一。在制作食谱时，要尽可能做到：清淡和高营养优质量相结合；质软易消化和富含维生素相结合；新鲜和食物寒热温平味相结合；供应总量和病人脏腑寒热虚实证相结合。同时还要根据病人的消化能力，采取少量多餐，粗细搭配，流质、软食与硬食交替，甜咸互换等形式进餐。吃饭时要创造愉悦气氛，尽量与亲属同进食等等。

中医营养学认为，癌症患者的饮食疗法，宜根据食物本身的四气五味，结合病人的情况，实施“辨证施食”。切勿因饮食不当加重病情。

二、肿瘤患者忌口

（一）许多患者关注“忌口”，多源于中医医生强调“忌口”

忌口是指患者对某些饮食的禁忌。中医很重视忌口。最早的医书《内经》就已经记载食物的“五味所禁”。《金匮要略》中说：“所食之味，有与病相宜，有与身为害，若得宜则益体，害则成疾。”这个“与身为害”就是饮食不当，将对身体不利。避免这种不利，就是“忌口”。现代医学也认识到大肠癌的发生与患者过多进食红肉有关。忌口是疾病调护中重要内容。对癌症患者来说，尤其应把忌口贯穿于疾病治疗和康复的全过程。

首先要注意忌口与病情所含中医病性的关系。要针对疾病的寒、热、虚、实等证候，结合食物的性、味，全面加以考虑。凡与病不利的饮食皆应忌食。如皮肤癌溃疡禁食荤腥发物；肺癌禁食辛辣；水肿禁盐；黄疸禁食脂肪；温热病禁食辛辣热性食物；寒病忌食瓜果生冷。（观甲印可知饮食宜忌，甲印多于 7~8 个者易上火，慎食或不食辛辣热性食物；甲印4个以下者，慎食或不食生冷之品）口腔、咽喉、食管、胃、肠、肝、胰等消化器官肿瘤患者，少食或勿食荤肥厚味、油炸食品。

放疗在中医被视为热毒之邪，最易耗伤津液，出现胃阴不足症状：口干纳少，舌光红无苔，时有恶心。这时应禁忌辛热、香燥伤阴的药物和食品。可多吃蔬菜、瓜果等寒凉的食物；但不可过多，否则会影响患者的胃肠功能。

其次要注意服药时忌口。例如病人正在服用健脾和胃、温中益气的中药，而饮食却摄取性凉滑肠之食品，显然这样就不合适。

关于民间所说的“发物”忌口问题在此有必要提及。所谓“发物”，是指能使疾病加重或诱使疾病加重的某些食物。现代医学认为，发物导致疾病加重有些是与过敏性疾患有关系，如哮喘、荨麻疹等，有些是与疮疡、风疹、疹毒等有关。发物多指水产品中的带鱼、鲤鱼、鳝鱼、蛤蜊、螃蟹、虾、海参；畜肉类的羊肉、狗肉、驴肉、马肉；蔬菜中的韭菜、芹菜、香菜、茴香等。这些食物多味甘，性温，香燥，食后会助热生火。某些动物中药含异体蛋白，也可引起过敏，应用时应注意。但这些并不一定是肿瘤患者的忌口，患者的忌口应根据所患疾病、病性、目前治疗方案、得病的诱因等等多方面决定，绝不能轻易拒绝营养食物，因噎废食！

总之，肿瘤病人的忌口还应该因病而异，因人而异，因治疗方法而异。不能笼统地机械地规定能吃什么、不能吃什么。癌症患者在饮食方面要注意遵循那些传统的有科学依据的忌口习惯，而对于那种过分苛求忌口，甚至故弄玄虚的做法则不必言听计从。因为这也“忌口”，那也“忌口”，甚至鸡蛋、豆腐、蔬菜都不敢吃，忌口到最后，病人的营养状况会日趋恶化，不利于治疗康复。

（二）现代医学也有“忌口”

西医一般不明确提倡忌口，但也强调饮食对疾病的影响，许多内容与中医不谋而合。例如被黄曲霉菌污染的食物不能吃；食道癌与进食过快、过烫有关；烧焦食品易使蛋白质变性，热解和热聚易产生多环芳烃类化合物，对人体有害，不主张吃；熏鱼、熏肉也不主张多吃。酒能减低人体解毒功能和生物转化功能，使免疫力低下；酒同时在机体内增加致癌物活性，并且具有细胞毒性，故不提倡饮酒。在服药期间有的食物不能吃，如服用维生素C期间不宜吃虾，因为维生素C能使虾肉中的五价砷还原成三氧化二砷，就是古代小说中常说的砒霜，对人体有很大的毒性等。

针对肿瘤病人不同的相关症状及治疗方法，饮食禁忌应不同。例如肝癌患者门脉高压时应少食多餐，进食宜软易消化之品，忌油煎、生硬、难以消化之品；氟尿嘧啶有时可引起剧烈腹泻，故用药时应忌菠菜、蜂蜜、梨等滑肠寒凉之品。化疗过程中宜食清淡、低脂食品，慎食高脂、油煎、生冷、高糖之品。

忌口作为食疗学的重要内容，是医患共同关心的问题，正确发挥饮食的重要作用，扬长避短，将有利于疾病的治疗，加快患者的康复，从而提高患者的生存质量。

后　记

我把该书部分内容在写作过程中陆陆续续发在我的新浪博客上，引起许多中医、西医同仁的重视和共鸣，而且许多患者及家属也拿着网上打印的材料来找我看病。

他们经常说：“之前我们也读了一些其他有关肿瘤的书，但常常失望，将两本书一对照，往往发现其他书内容多是东抄西抄。直到读了你的文章，应用你介绍的方药，才真正体会到中医的博大精深、中药的效如桴鼓。”同道们说：“从你所写的材料看出你才是真正的中医，你的理论是对孙秉严老师消瘤理论的继承和延伸，我们最好建一个孙秉严老师学术研究会，你来牵头。”这些话有言过其词之嫌，但中医药能让患者受益、让西医信服莫过于疗效，疗效就是中医药改善患者生活质量的速度和程度、中医药抑瘤消瘤的有效率。不敢与西医 PK、不能解决疑难症状、不能治疗疑难肿瘤的医生何谈患者、同仁对你的信任。

我写得虽不算太慢，但因为诊疗事务太过繁忙，每一段文字都是认真记录的个人体会，别无他人代笔，自然成书时间较长，从准备到成书足足用了 5 年时间。

我深知许多肿瘤患者及同道是迫切需要好的中西医结合、中医治疗肿瘤著作的，这些年来市场上一直不缺少这方面的书籍，这也说明了人们有这方面的需求。我从事研究肿瘤后，也读了不少肿瘤方面的书，有专家写的，有患者写的，也有翻译和“编”出来的。这些书，有的让人受益匪浅，但绝大多数令人失望，更有一些东抄西搬编出来的东西，读了令人生气。每次站在书店里，看着那么多令人眼花缭乱、头晕目眩的肿瘤书籍，我总在心里暗暗感叹：一本实用的肿瘤书是何等重要！同道、患者确实需要一些好书来指导治疗，可要选到一本既科学实用通俗易懂，又具有操作性的好书是多么不容易啊！

作为肿瘤工作者，我深知什么样的书对大家是有用的。所以，当我经过很长时间的酝酿和准备，开始动手写这本书的时候，内心充满虔诚。我必须做到让购买者觉得这本书对他们有用，否则，不如不写。我并不是说我写的肿瘤书是最好的，但可以说是很实用的。

当然，我的点滴进步离不开我的恩师张代钊、李士懋、聂惠民、田淑霄、孔光一、王庆国、张贵印、许华等教授的栽培和指导，他们不仅授我以鱼，更授我以渔。在和他（她）学习交流过程中，我开阔了视野，掌握了学习方法与思维模式，为肿瘤诊疗打下了良好基础，故在肿瘤诊疗中能突破原有模式，提出自己观点，创立新疗法。

有人说我的用药有孙秉严老师的影子，主张消瘤。是的，孙秉严老师的书我反复读过三十多遍，我根据孙老师用药规律，结合自己体会，总结出“中医药抑瘤应重视以毒攻毒、温阳、活血、通利大小便”，有力地纠正了目前中医肿瘤界治疗肿瘤多用清热解毒，忌用以毒攻毒、温阳、活血的弊端，很多中医同行也开始用附片、干姜了，现在温阳治疗肿瘤报道越来越多了，这不能不说是好事。但是我读书不仅在有文字处寻找知识，而且善于在无文字处寻找答案，为何孙老师鲜有报到治疗乳腺癌、皮肤癌、鼻咽癌、前列腺癌等病例？因为这些肿瘤属火热者多，自然温阳不适用了。因此我把肿瘤分为阴阳两类，用药也分阴阳。此外，孙老的毒性药在目前未有医生医疗保险的市场下绝不敢用，而且许多肿瘤单纯以毒攻毒是很难起效的，需要攻补兼施，在此基础上我又提出肿瘤五脏六腑辨证经验。另外，我对许多肿瘤书都有所浏览，哪怕书中的点滴有益知识也会汲取消化，但是很多书中很难再找到这些有价值的东西了。此外，我对《内经》《伤寒杂病论》原著多次仔细研读，这两部经典需要结合临床细细品味，反复揣摩，往往不经意中发现枢机，我的著作中有许多是从经典悟出的治病道理，每每喜不胜收。建议临床医生加强经典学习研究。

《中华中医药学会肿瘤专业委员会》在主任委员周宜强教授、秘书长李忠教授带领下，该专业由小变大、由弱变强，他们极重视学术交流、学术研究，每年召开4~6次学术会议，每次都把我推到前台宣传中医治疗肿瘤体会。此对传播我的中医、中西医结合治疗肿瘤知识有极大推动作用。

感谢国医大师朱良春教授为本书题词，感谢恩师张代钊教授书写序言。还要感谢本书编辑刘观涛、魏杰老师，他们对全书的结构、文字做了全面处理，使该书的面貌让人感到清新、易读。同时也要感谢王国辰社长对该书出版的大力支持，使得该书能顺利而快速地面市。

最后要说明的是，我所写的资料并不全是目前最好的，民间中医有许多非常有价值的资料，因为多种原因或没有公开，或不愿公开，或没有被认识到。我将遍访民间有效资料并应用于临床，将自己所得通过新浪博客传输出去。我想这也是有利肿瘤治疗的好事，也是有助于中医肿瘤事业的好事。

我真诚地希望我的书籍能给大家带来信心与希望，给家庭带来快乐，这也是我写这本书的目的。

黄金昶

2012 年 6 月 2 日于北京住所

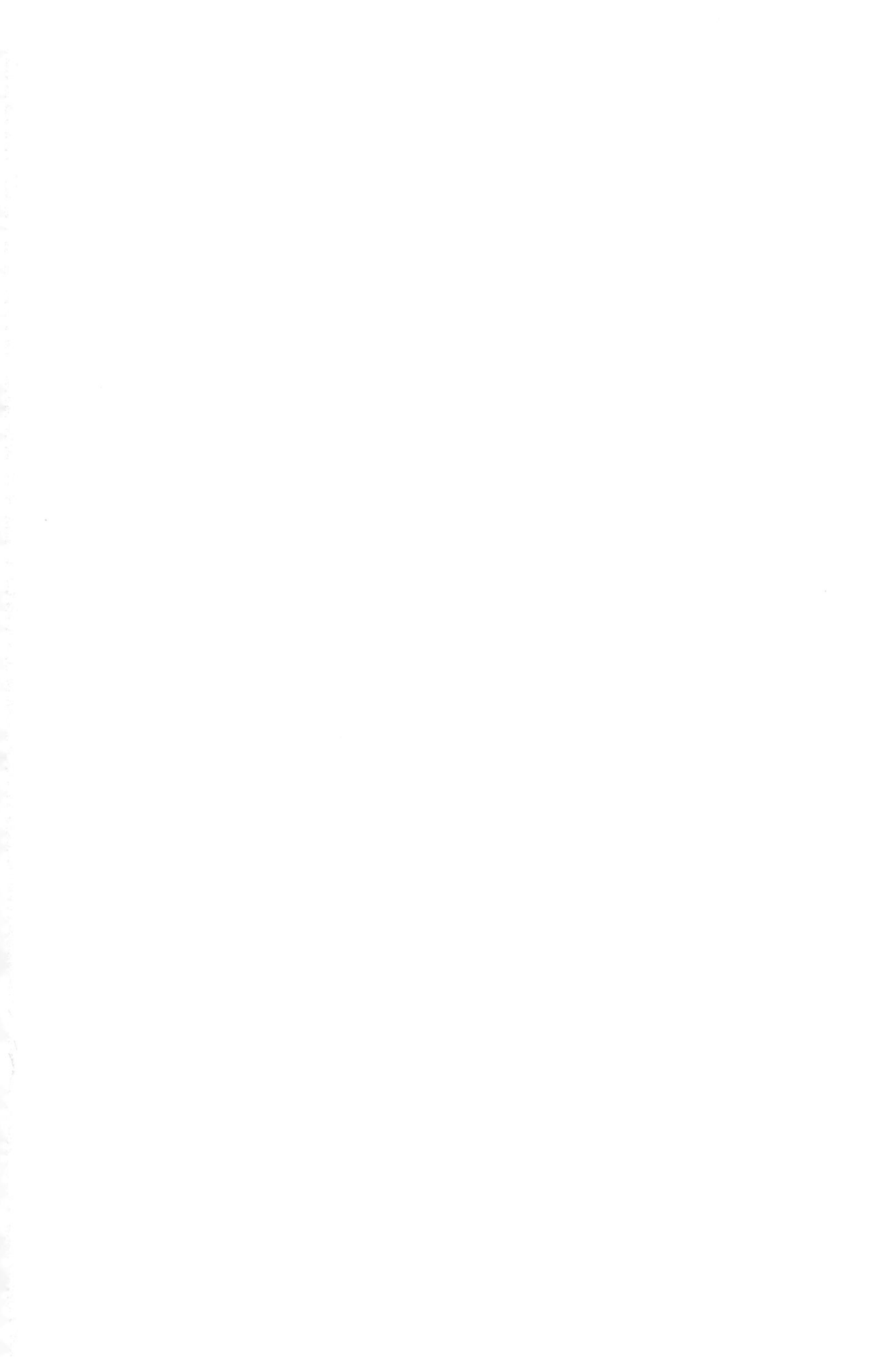